口の中には、
約1000億〜6000億個の
細菌が住み着いています。
ご存じですか?

その細菌の中に、
「ばい菌」が潜んでいます。
ばい菌が増えると、からだに悪さをはじめます。
最初のターゲットは口の中。
ばい菌が原因で、
歯周病や虫歯になってしまうのです。

どちらも発症すると、完治が難しい病気。
20歳以上の日本人のなんと約8割は
歯周病にかかっています。

口の中で暴れたばい菌が口の中の毛細血管に入り込むと、からだ全体に菌がまわります。

血管に入ったばい菌が血管の壁に炎症を起こし、コブをつくると動脈硬化。コブがはがれて落ちると血管を詰まらせることも。

歯周病になると、約3倍も
脳梗塞や心筋梗塞になる確率が上がります。

血管に入ったばい菌は、
血糖値を下げるインスリンというホルモンの
はたらきを低下させ糖尿病になる可能性も高めます。

歯周病になると、約2倍も
糖尿病にかかりやすくなるのです。

さらに歯周病になると、約7倍も
早産や低体重児出産のリスクが高くなるという報告もあります。

動物実験によると、
歯周病がアルツハイマー型認知症を
悪化させることがわかりました。

口の中のばい菌が気管支や肺に入ると、
65歳以上の死因1位である肺炎を
引き起こす原因にもなります。

口の中のばい菌は、からだのあちこちに悪さをする
とんでもない悪物なのです。

口の中のばい菌のエサは、食べ物や飲み物に含まれている糖分。
すべて胃に流れてくれるといいのですが、
どうしても、歯の表面や歯の周りに付着してしまいます。

そうすると、そのエサを目当てに、
ばい菌がどんどん集まりはじめます。

食べたり、飲んだりしてから8時間経過すると
集まってきたばい菌が、かたまりをつくりはじめます。
24時間経過すると、
目で見てもわかるくらいのかたまりになります。

このかたまりを「プラーク（歯垢）」といいます。

やわらかいプラークは、歯みがきで取り除けます。
ただし、歯と歯の間や歯と歯ぐきの境目といったところまで
丁寧にブラッシングすると、という条件付き。

プラークを完全に取り除ける歯みがきができる人は、
ごくごく少数。ほとんどの人が歯みがきが下手。

プラークが残ると、2～3日で歯石になります。
歯石になると歯みがきでは取り除けなくなります。
そうなってしまったら、歯科医にお願いするしかありません。

歯石があるとエサやばい菌が付着しやすくなるため、
さらにプラークがつくられやすくなります。

歯みがき下手のわたしたちが、
ばい菌から口の中を守るにはどうするか？

「毒出しうがい」をすればいいのです！

「毒出しうがい」なら、プラークになる前に、
ばい菌やエサを口の中から洗い流せます。
ばい菌もエサがなければプラークをつくれません。

「毒出しうがい」ができれば、極端な話、歯みがき不要。
口の中を、いつもきれいな状態に保てるのです。

1日3回、食後に「毒出しうがい」をやるだけ。

「毒出しうがい」が習慣になると、

虫歯や歯周病が進行することもなければ、

ばい菌がからだに悪さをすることもなくなります。

誰でも気軽にはじめられる、「毒出しうがい」。

さっそく、次の食後からはじめてみましょう。

PART 1

PART 2

歯周病と口臭を予防する毒出しうがい

PART 3

毒出しうがいでここまで健康になる 85

PART 4

これで完璧！ 毒出しうがい

PART 1

口の中がすっきりきれいになる毒出しうがいのやり方

口の中をばい菌から守る「毒出しうがい」。
誰でも、すぐにはじめられる、とても簡単なうがい方法です。
やり方を覚えて実践するだけで、
口の中を、いつもきれいな状態に保つことができます。

毒出しうがいにおける「毒」とは、からだに悪さをする原因のプラーク（歯垢）の元となる、口の中のばい菌や食べかすのことを指します。毒出しうがいは、そのばい菌や食べかすを洗い流すうがいです。照山歯科医師が考案した、口の中を清潔に保つ独自のうがい方法です。

毒出しうがいの基本手順

①30mlくらいの水を口に含み、口を閉じます。

↓

②口を閉じたまま、口に含んだ水を上の歯に向けて、クチュクチュとできるだけ大きな音をたてながら、強く速くぶつけます。10回ぶつけたら、水を吐き出します。

↓

③同じように口に水を含み、その水を下の歯に向けて、②と同じように、強く速くぶつけます。10回ぶつけたら、水を吐き出します。

↓

④同じように口に水を含み、その水を右の歯に向けて、②と同じように、強く速くぶつけます。10回ぶつけたら、水を吐き出します。

↓

⑤同じように口に水を含み、その水を左の歯に向けて、②と同じように、強く速くぶつけます。10回ぶつけたら、水を吐き出します。

上下右左、
各10回
クチュクチュ!

口が疲れるのは
効いてる証拠!

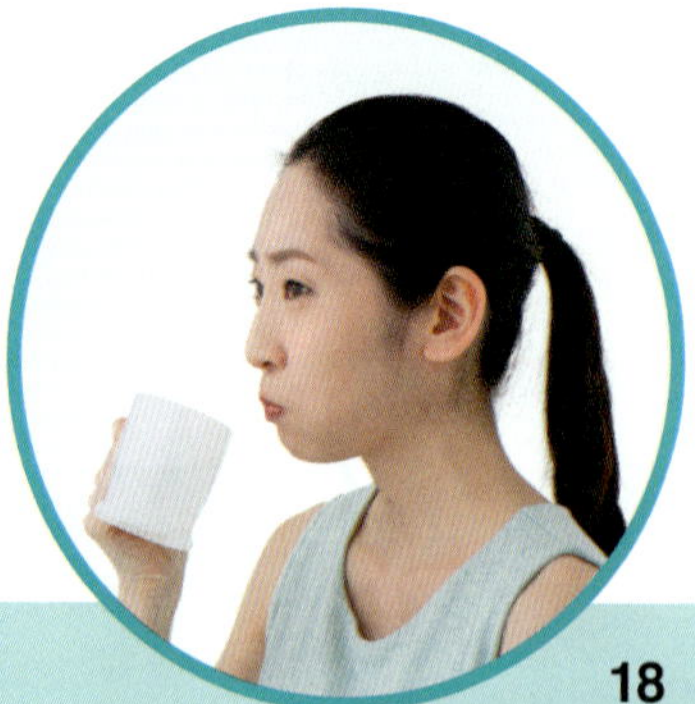

POINT 1 姿勢がいいと水圧がよくかかる！

毒出しうがいは、水圧を利用して歯や歯のまわりに付いているばい菌や食べかすを洗い落とします。うがいをするときの姿勢で気をつけるのは、上を向きすぎない、下を向きすぎないこと。できるだけ正面を向いてうがいしましょう。水圧がよくかかります。

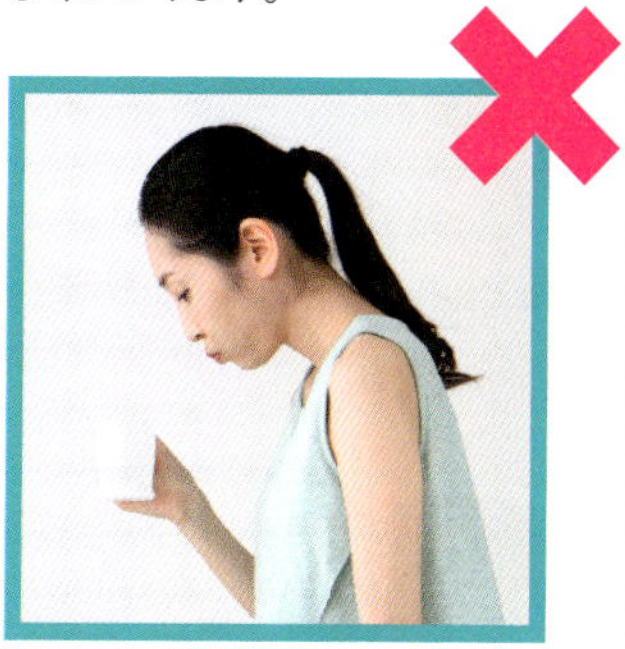

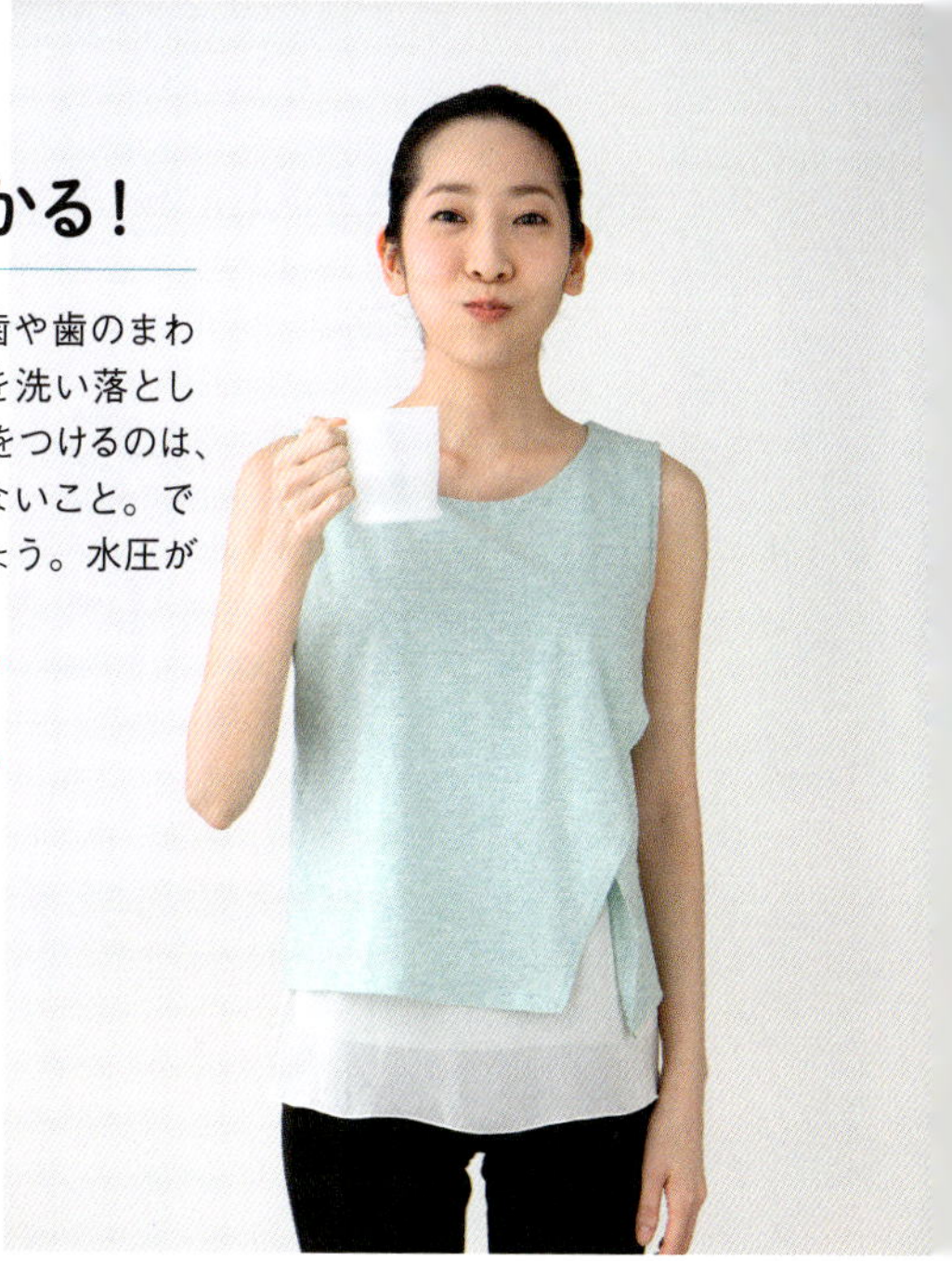

POINT 2 水の量は多すぎてもダメ、少なすぎてもダメ

口に含む水は、30mlくらい。ほほが膨らむほど水を含むと口が動かせなくなります。逆に少なすぎると洗浄効果が小さくなります。口の中で水をかきまわしてみて、全体に水がまわるようならOK。何度か試してみて、自分の適量を覚えましょう。

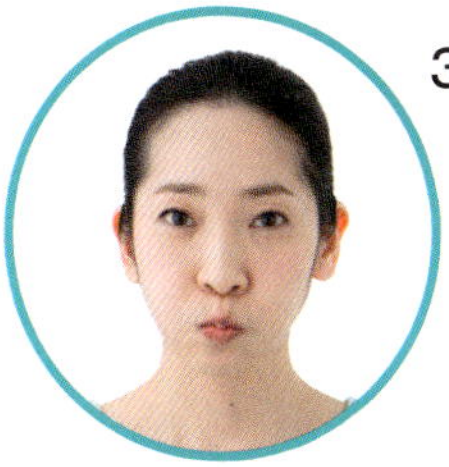

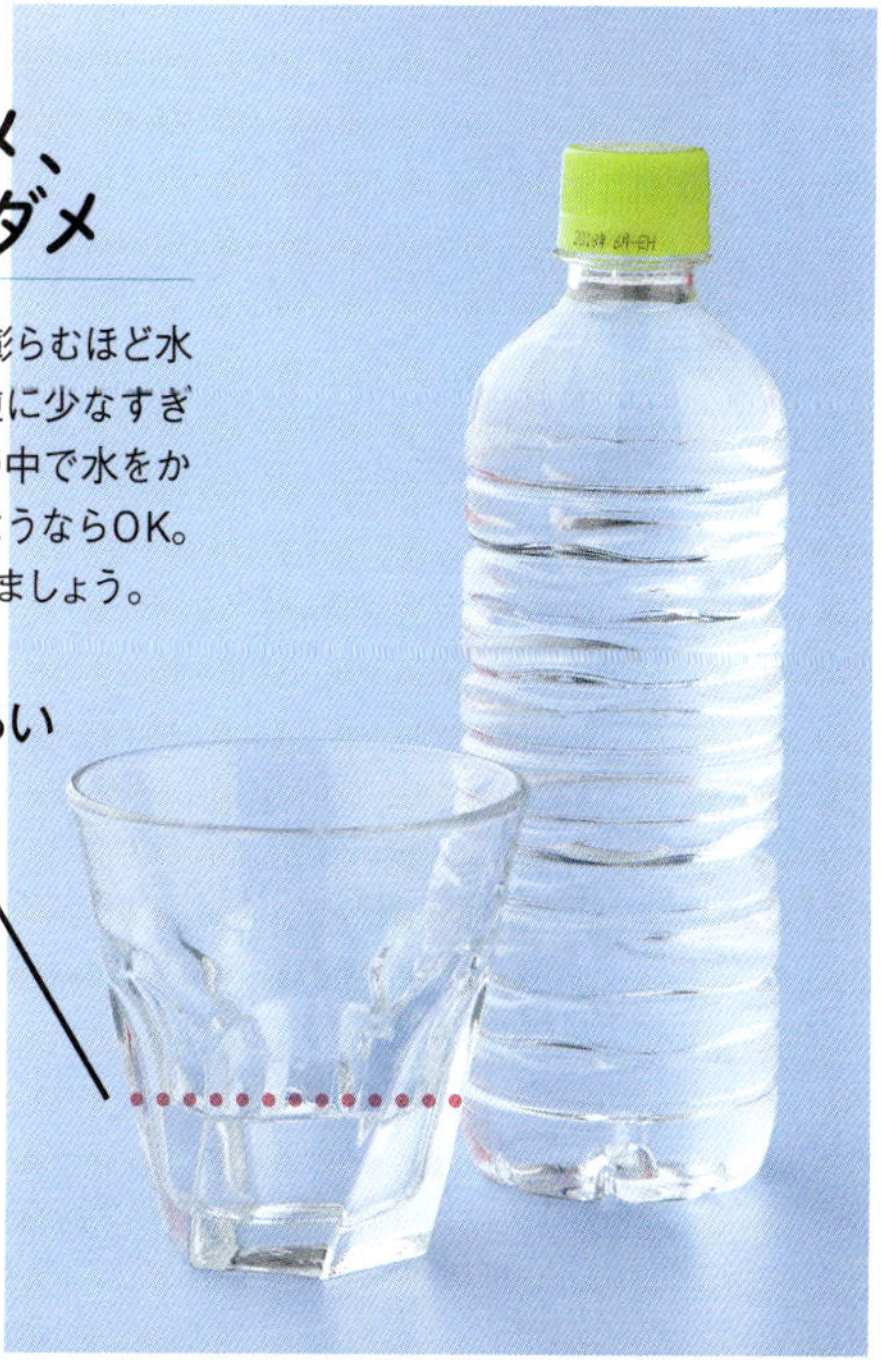

毒出しうがいをやってみましょう！

1 上の歯をきれいにする！

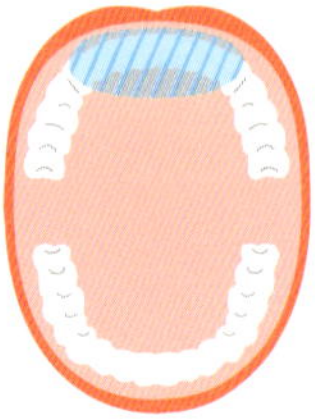

口に含んだ水を上の歯に向けて、強く速くぶつけます。
10回ぶつけたら、水を吐き出します。

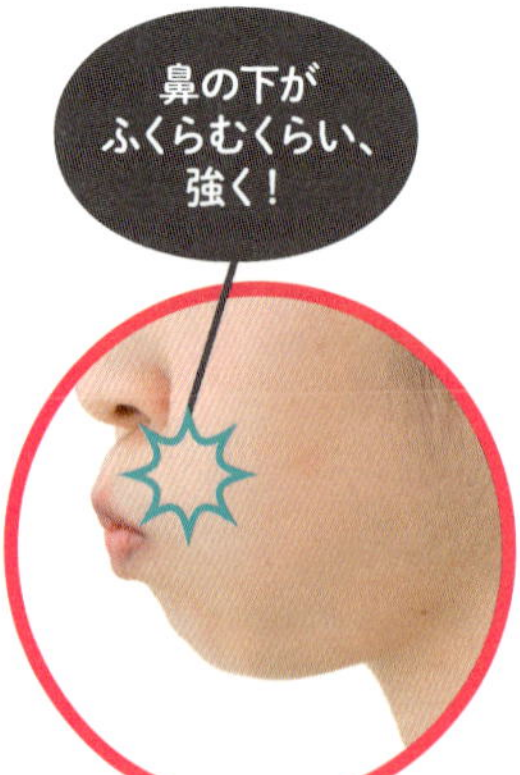

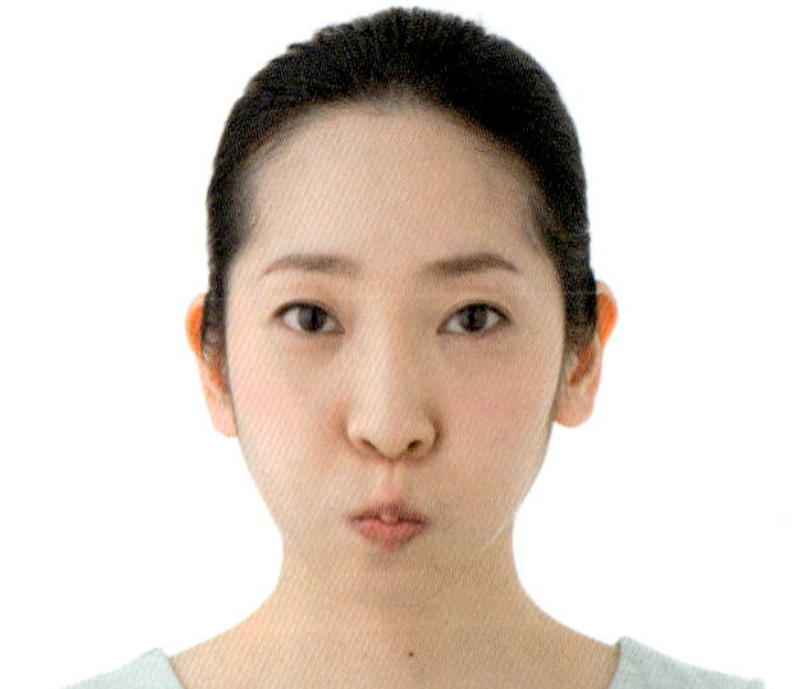

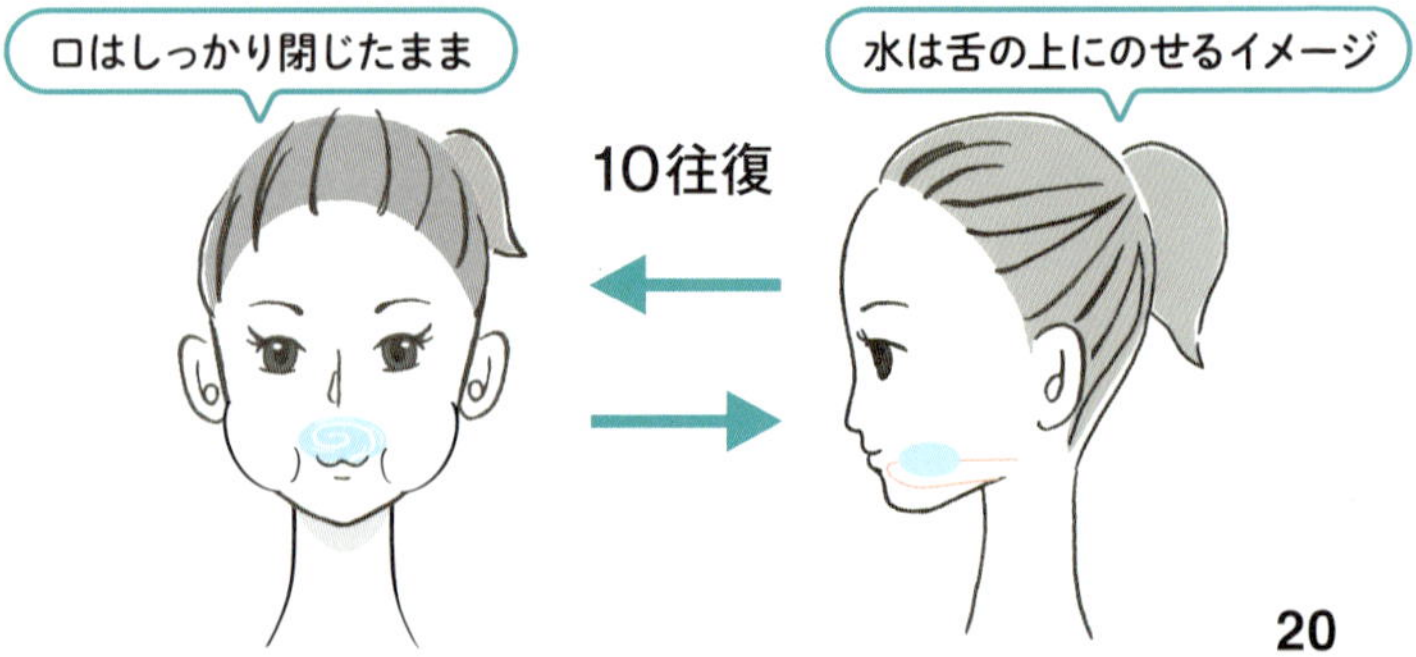

クチュクチュと音が出るくらい、強く！

2 下の歯をきれいにする！

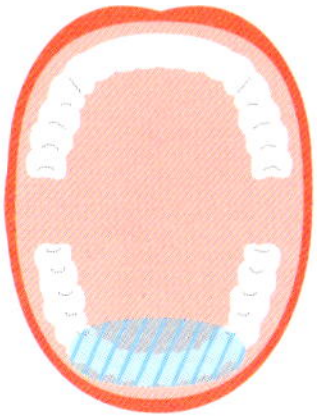

口に含んだ水を下の歯に向けて、強く速くぶつけます。
10回ぶつけたら、水を吐き出します。

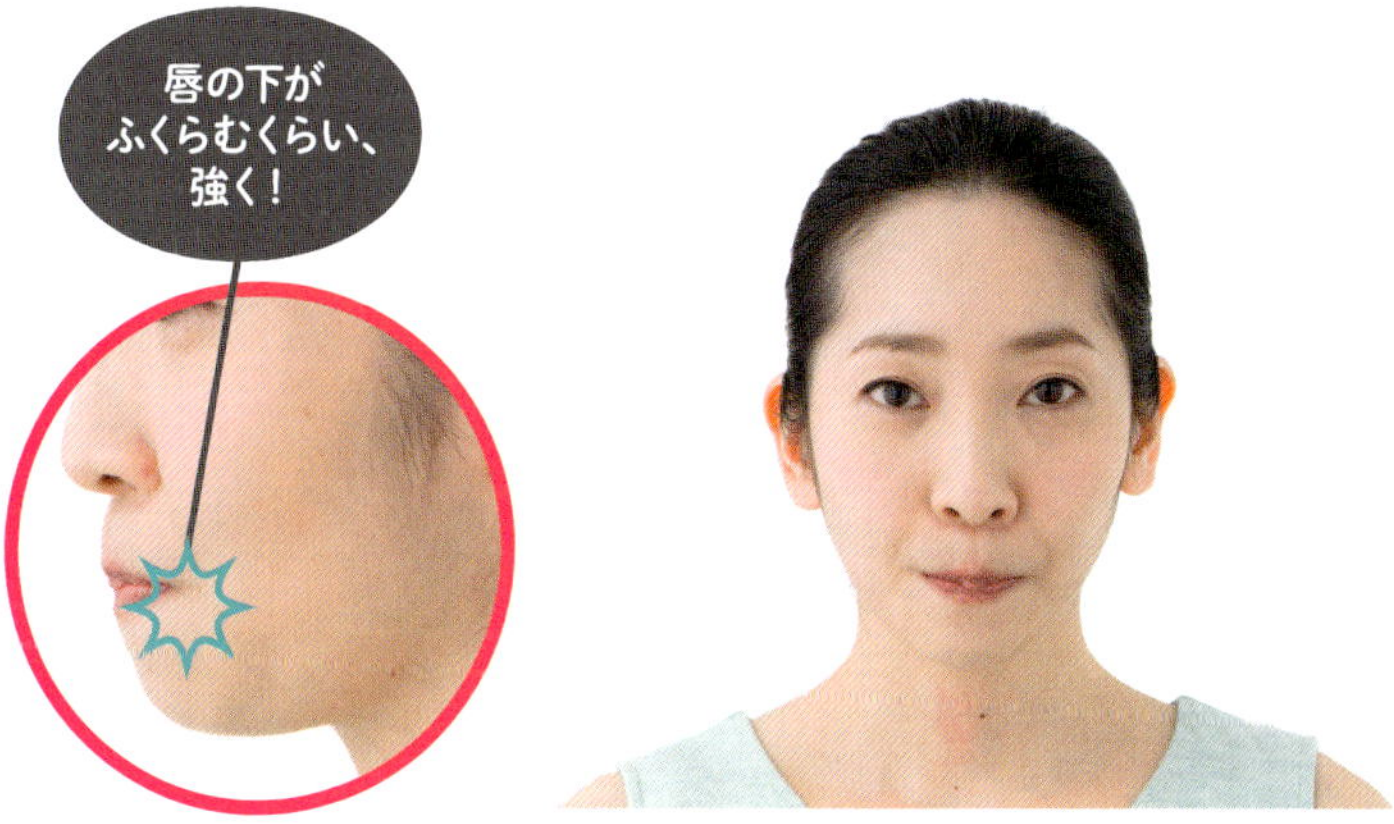
唇の下が
ふくらむくらい、
強く！

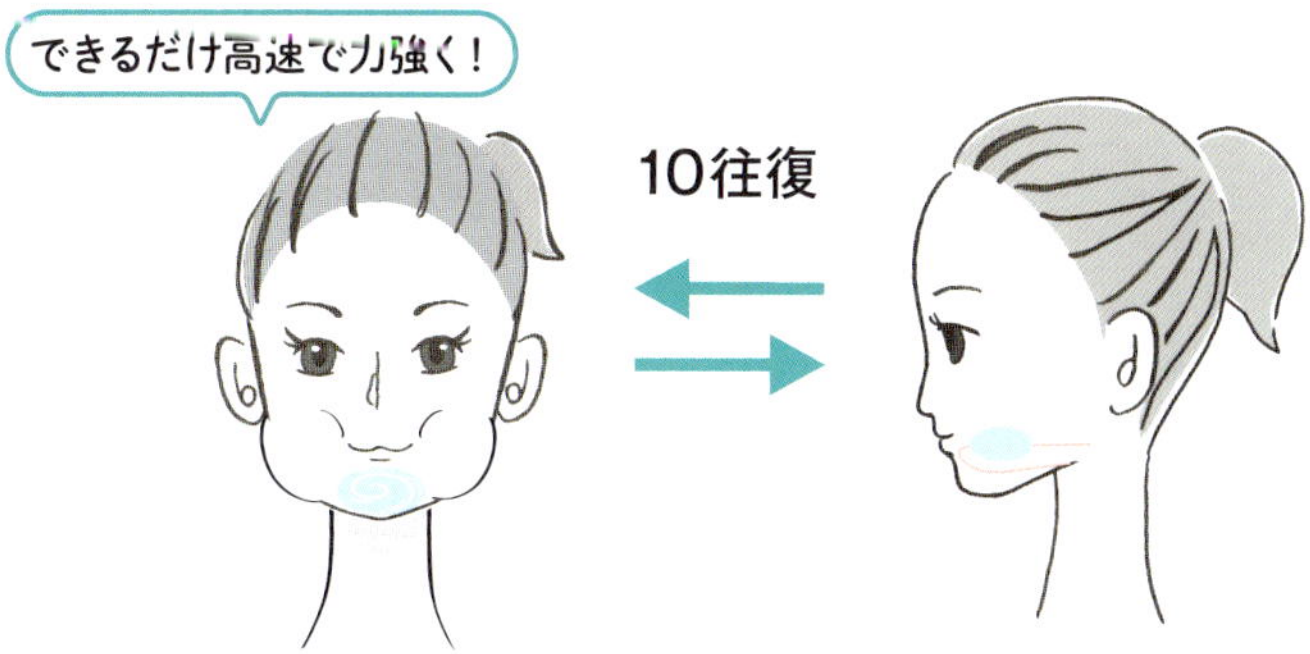
できるだけ高速で力強く！
10往復

速く、強く！ ゆっくりだと、ばい菌や食べかすが落ちないことも

3 右の奥歯をきれいにする！

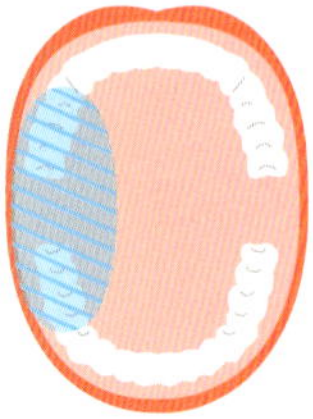

口に含んだ水を右の歯に向けて、強く速くぶつけます。
10回ぶつけたら、水を吐き出します。

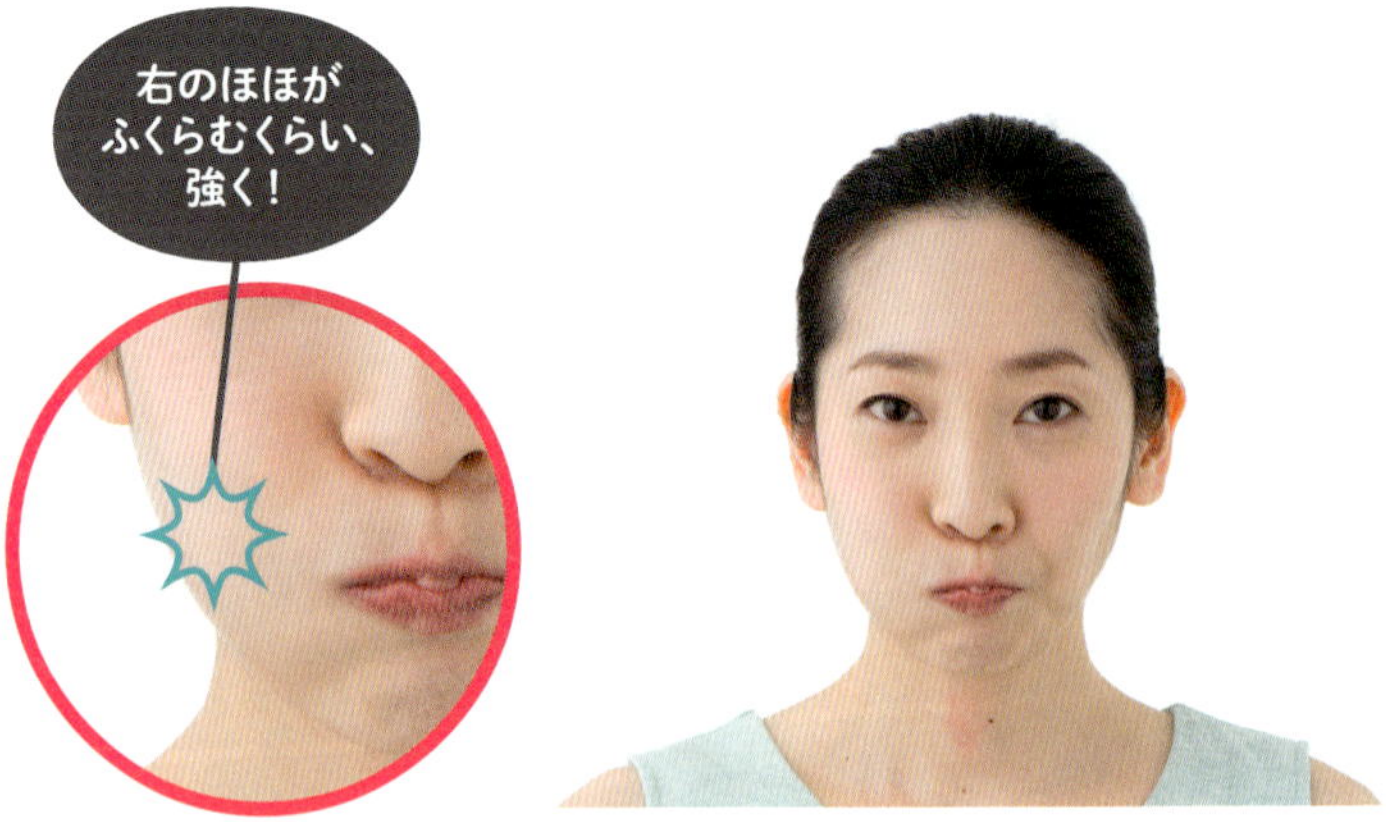
右のほほがふくらむくらい、強く！

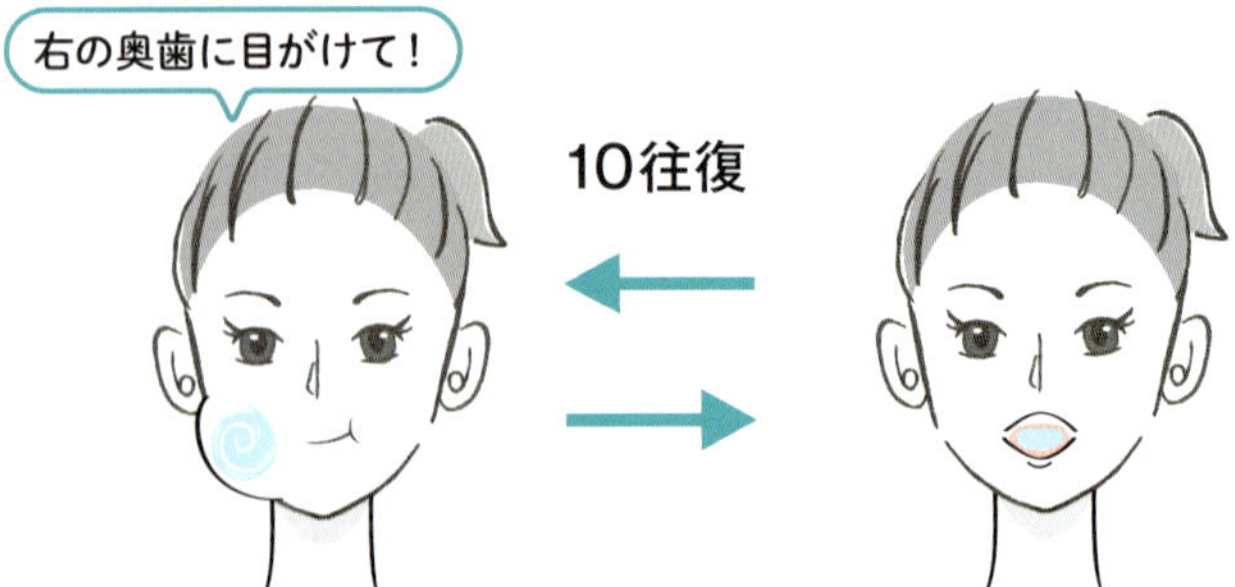
右の奥歯に目がけて！
10往復

難しい人は、P24の初心者用毒出しうがいにトライ！

4 左の奥歯をきれいにする！

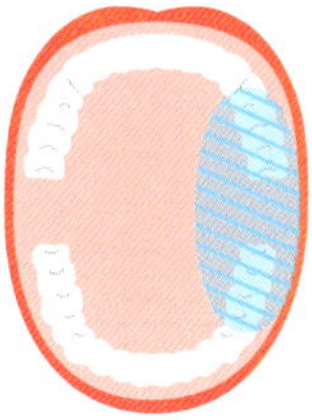

口に含んだ水を左の歯に向けて、強く速くぶつけます。
10回ぶつけたら、水を吐き出します。

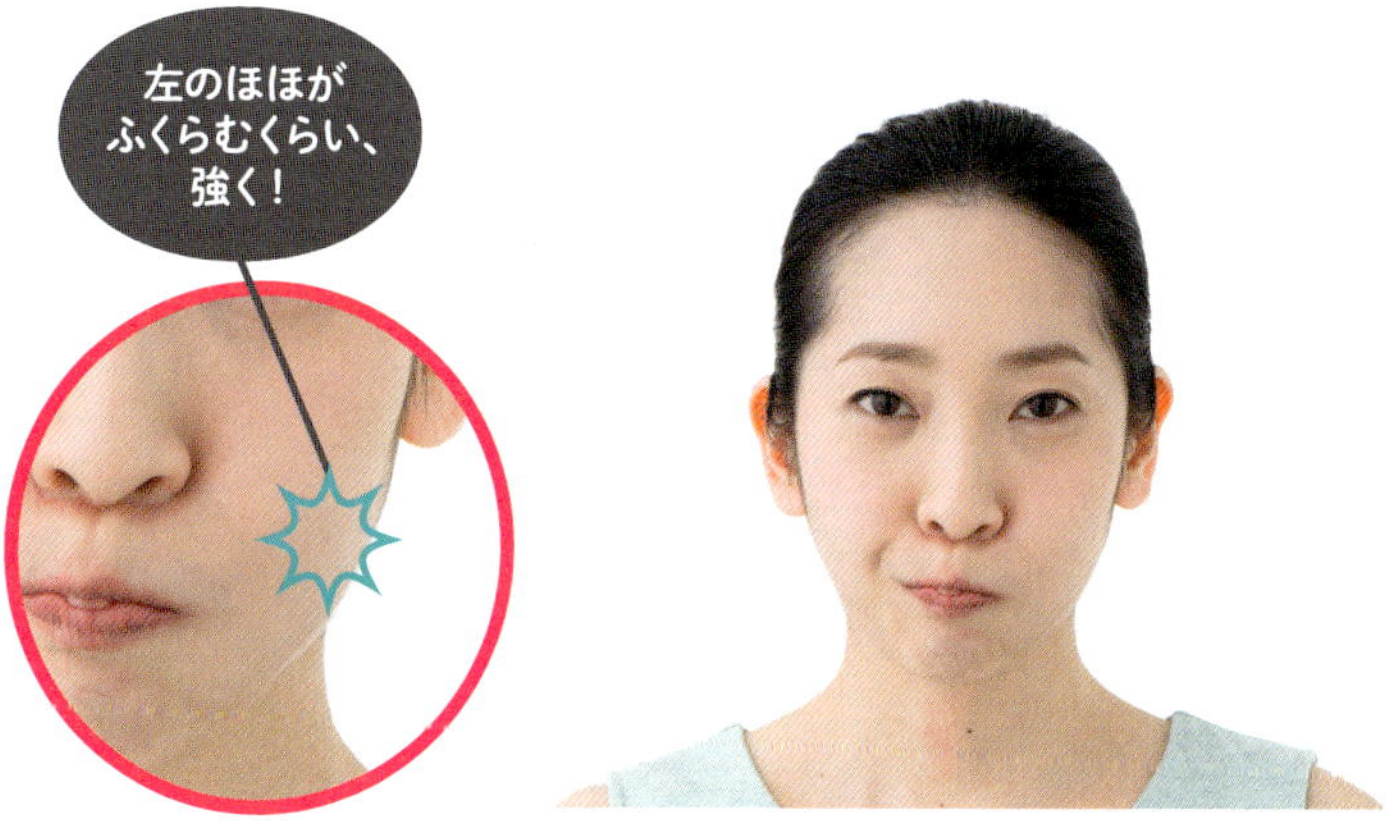
左のほほがふくらむくらい、強く！

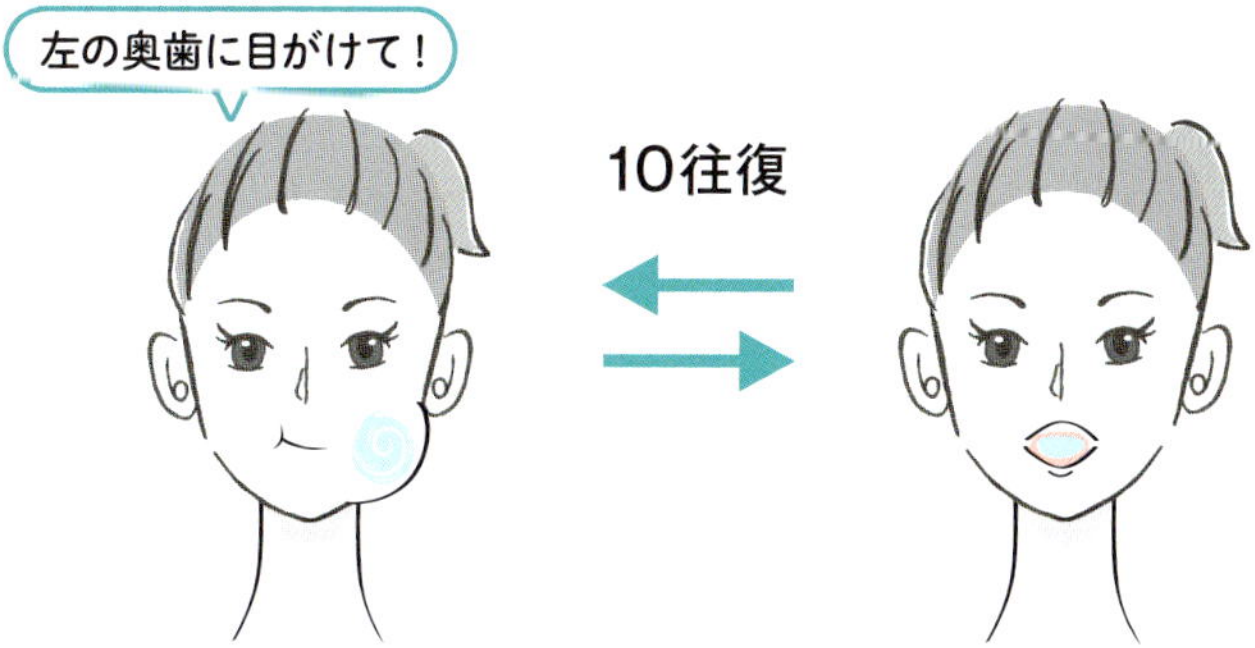
左の奥歯に目がけて！
10往復

基本毒出しうがいが上手くできない人は、

初心者用毒出しうがい

からはじめる！

①30mlくらいの水を口に含み、口を閉じます。

②口を閉じたまま、口に含んだ水を正面の歯に向けて強く速くぶつけます。10回ぶつけたら、水を吐き出します。これを3回繰り返します。

毒出しうがいは、決して難しいうがいではありませんが、最初は口が疲れる人がいるかもしれません。上下右左各10回できない人もいると思います。上下右左はできないと思っている人、基本の毒出しうがいにチャレンジして難しかった人は、「初心者用毒出しうがい」からはじめましょう。

初心者用

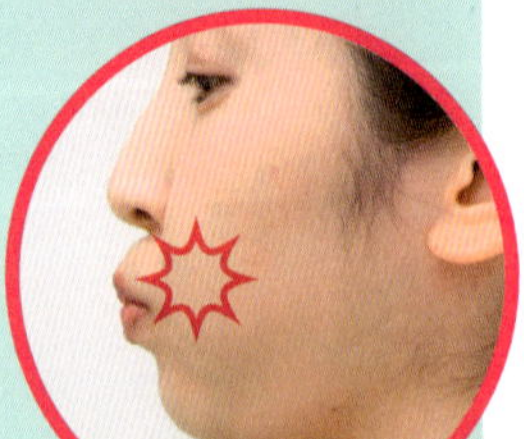

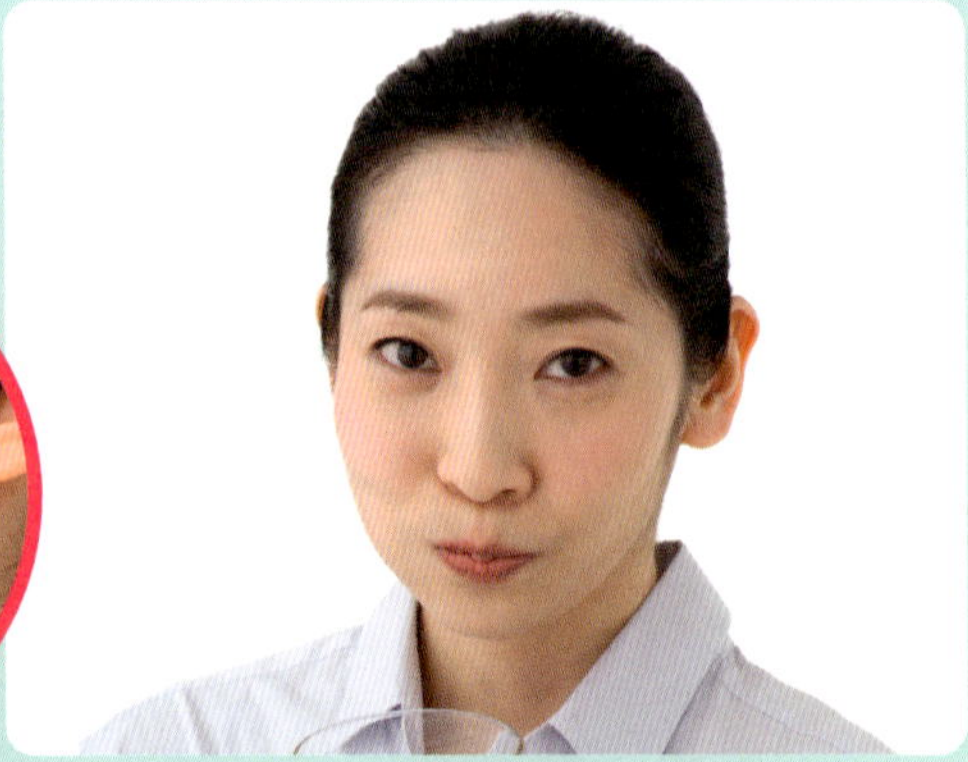

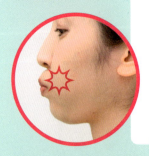

水をぶつけるときは、基本の毒出しうがいと同じように「クチュクチュ」と音が出るくらい力強く！
10回が難しい場合は、ゆっくり10回ではなく、高速で5回を目標にしましょう。

毒出しうがいは水が最適！

真水	◎	毒出しうがいは真水を利用するのが基本。 冷たすぎなければ OK。
ぬるま湯	◎	常温がベストですが、口に含んで刺激がない程度の温度なら効果は変わりません。
塩水	○	口の中のばい菌や食べかすを洗い流すという意味では、水と効果は変わりません。 塩水を用意するだけ手間かもしれません。
緑茶	○	抗菌作用、消臭作用にすぐれていて、毒出しうがいに適した液体です。ただし、頻繁に活用すると茶渋で歯に色が付いてしまいます。
ウーロン茶	○	緑茶同様の効果を期待できますが、 緑茶より抗菌作用は小さくなります。
洗口液	○△	歯周病予防の洗口液は効果的ですが、アルコールなど刺激のある成分が多く含まれている洗口液は、粘膜を傷める可能性があります。
うがい薬	○△	ヨード系のうがい薬は粘膜を傷める可能性があります。 毒出しうがいに適しているのはクロルヘキシジン系のうがい薬です。
炭酸水	×	刺激が強すぎて、うがいのときに痛みを感じることがあるのでおすすめしません。
コーヒー	×	コーヒーは油脂が歯に貼りつきやすいので、 うがいに使うとそのままばい菌のエサを残すことになります。
ジュース	×	糖分が含まれているので NG。 さらにうがいが必要になります。
ビール	×	ビールも含めてお酒には糖分が含まれているので NG。

毒出しうがいなら、ばい菌も食べかすも残らない！

毒出しうがいで、どこまで歯や歯のまわりに付いているばい菌や食べかすを洗い流せるのか？ 毒出しうがいを含めた６つのパターンで試してみましょう。

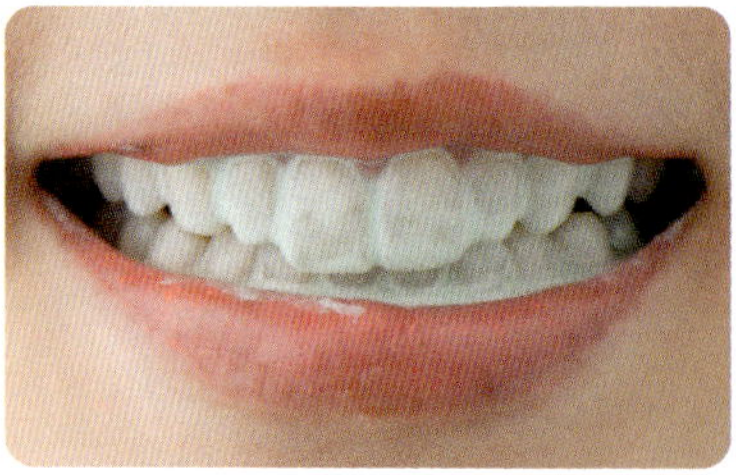

▶歯に色付き歯みがき粉をたっぷり付けた状態。

毒出しうがいの場合

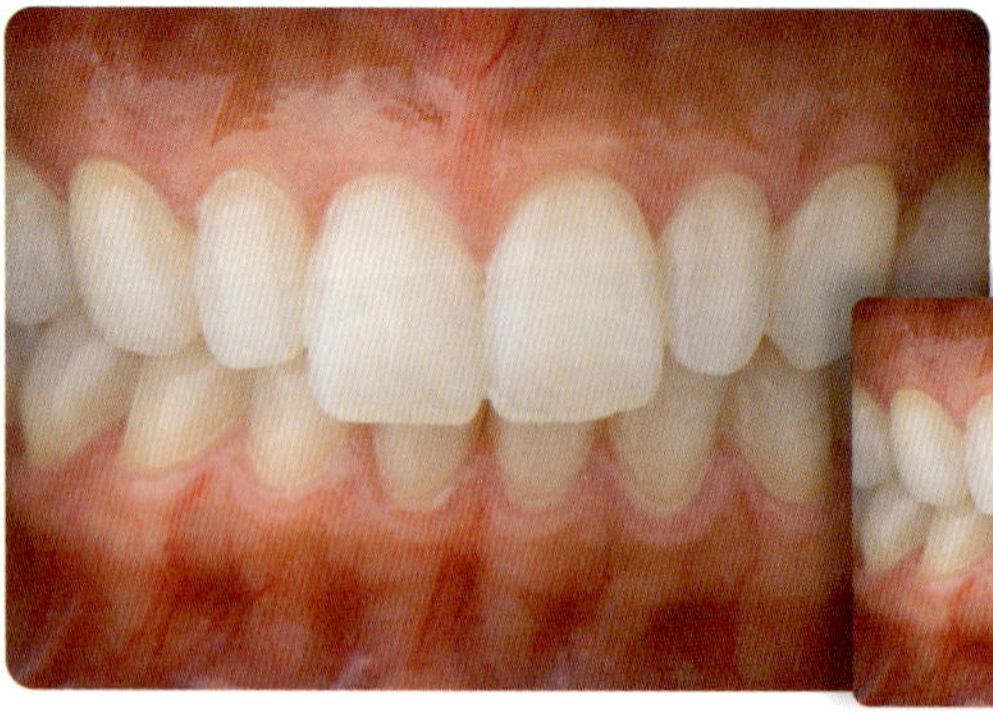

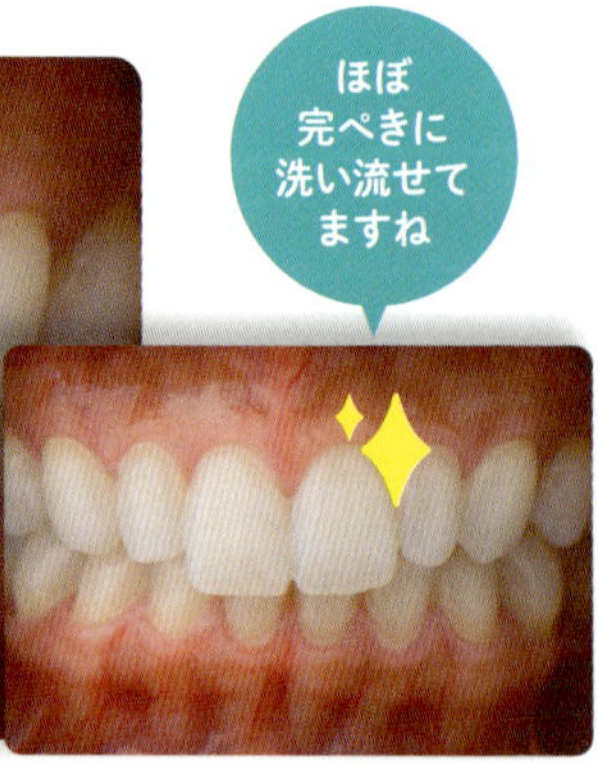

歯と歯ぐきもきれいに洗い流せました。どこにも歯みがき粉は残っていません。

大量の水を口に含んでうがいした場合

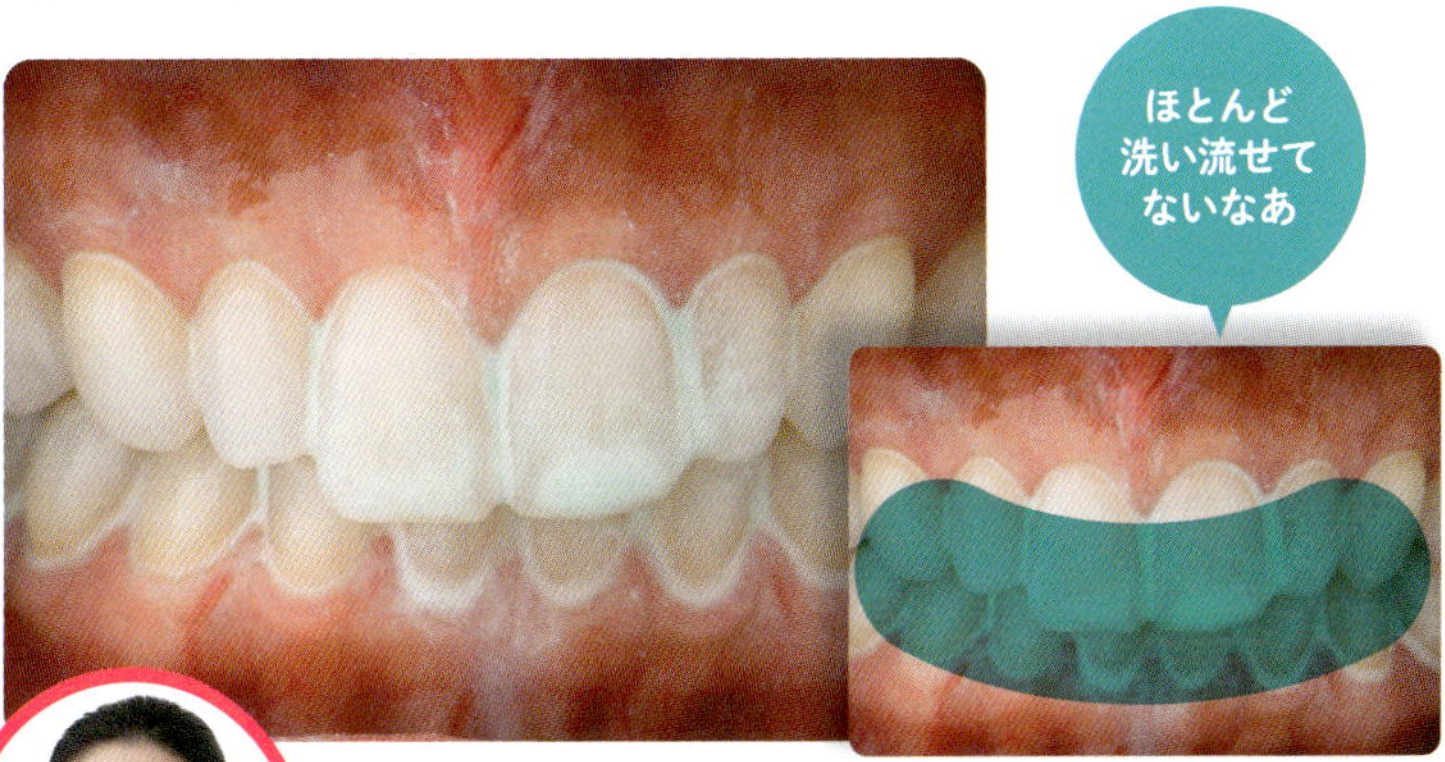

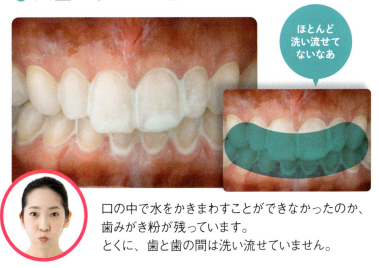

口の中で水をかきまわすことができなかったのか、
歯みがき粉が残っています。
とくに、歯と歯の間は洗い流せていません。

歯みがき後に軽くゆすいだ場合

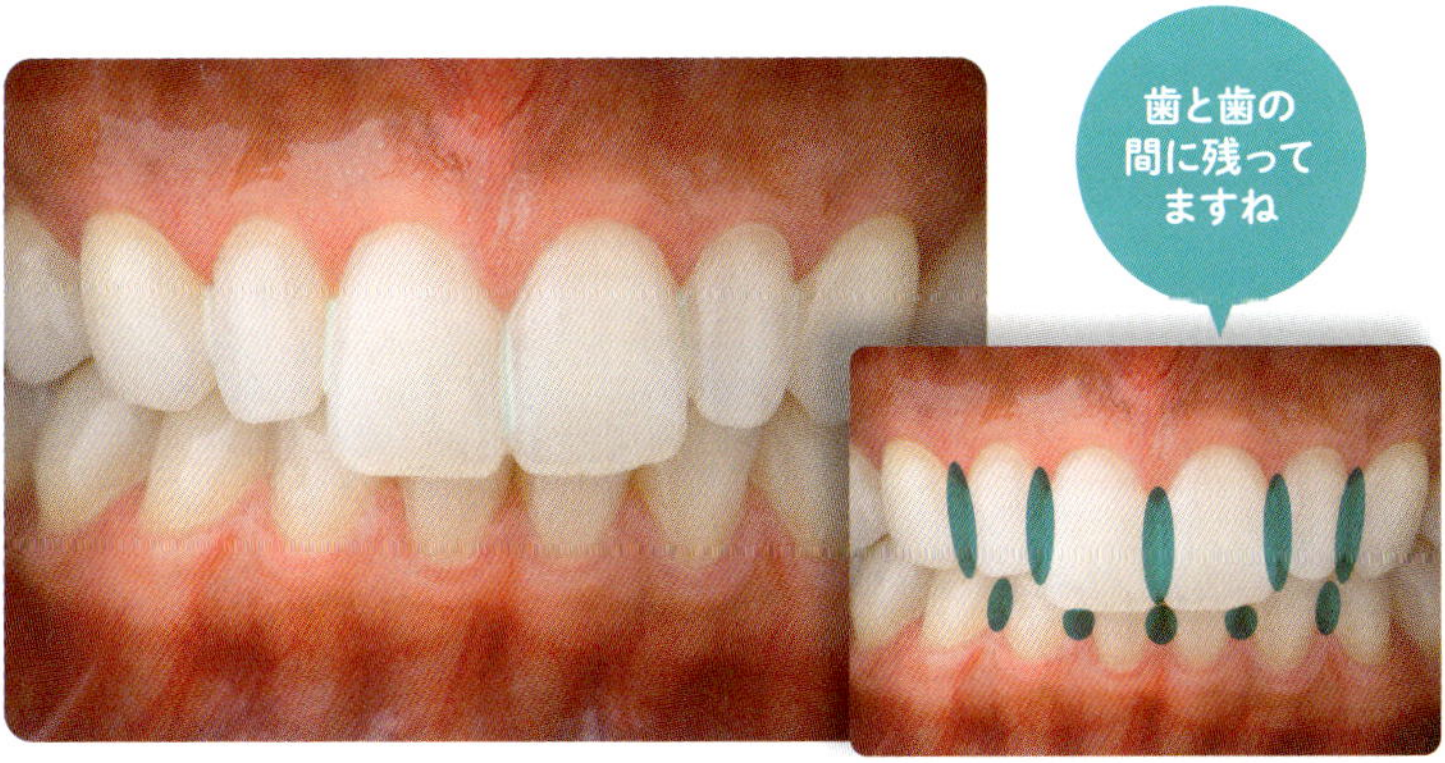

歯みがきで落としたことでかなりきれいになりましたが、ゆすぎが雑で歯と歯の間に残ってしまいました。

ダメうがい① 水を口に含んですぐに捨てた場合

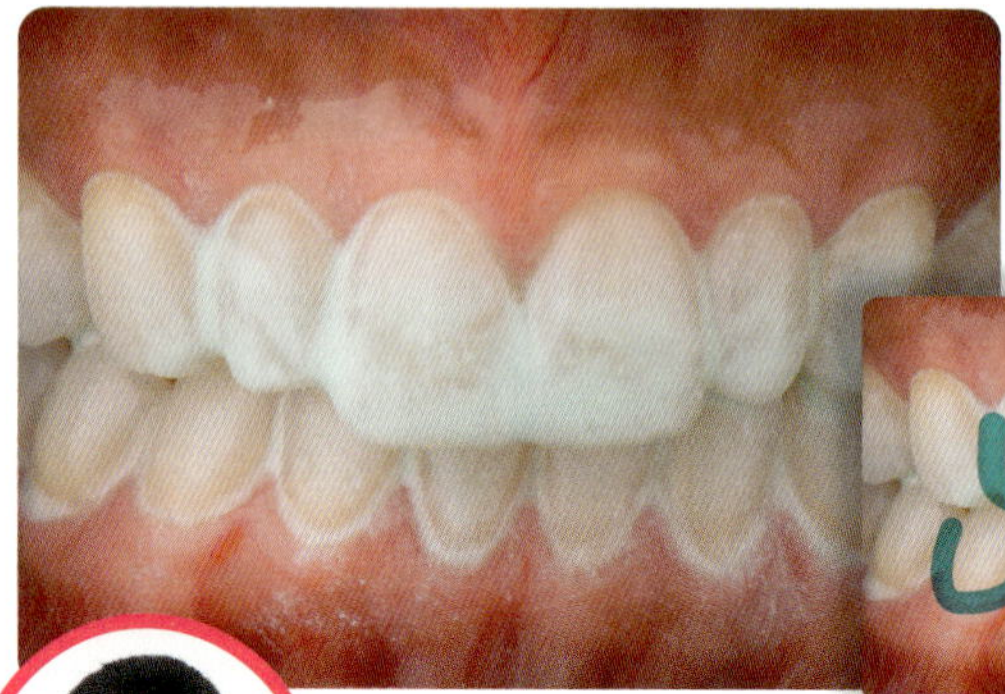

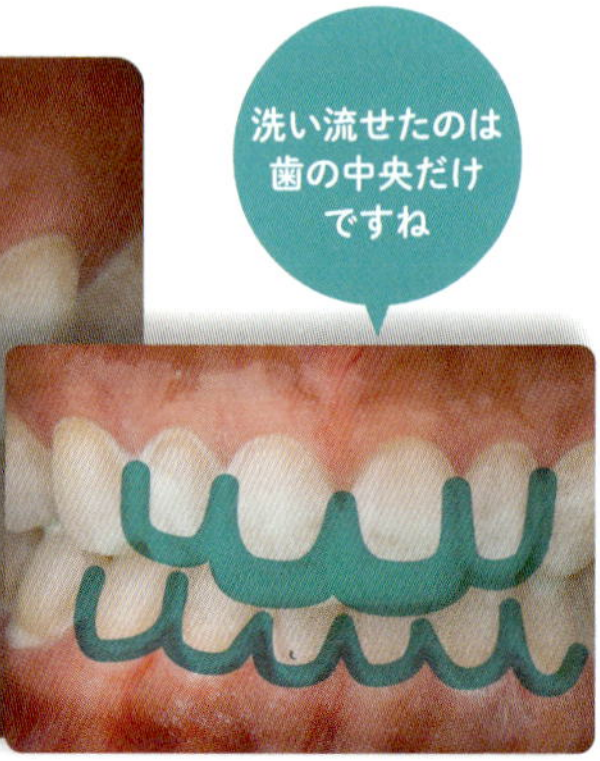

洗い流せたのは
歯の中央だけ
ですね

含んでペッだけでは、歯みがき粉はほとんど落ちませんでした。ばい菌や食べかすはまったく洗い流せないということです。

ダメうがい② 2、3回水をまわした場合

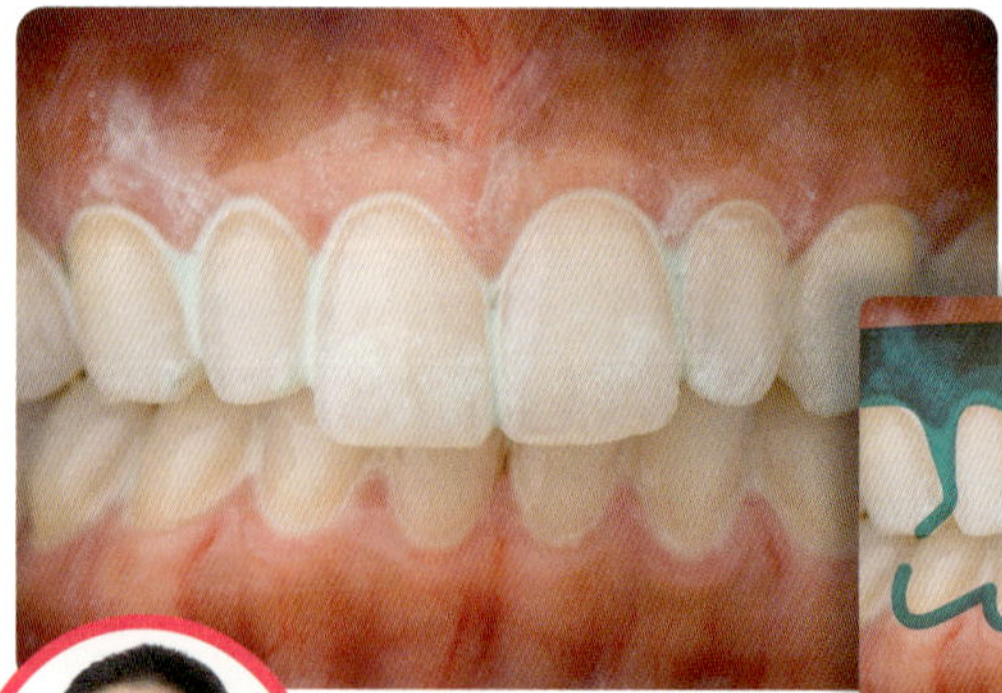

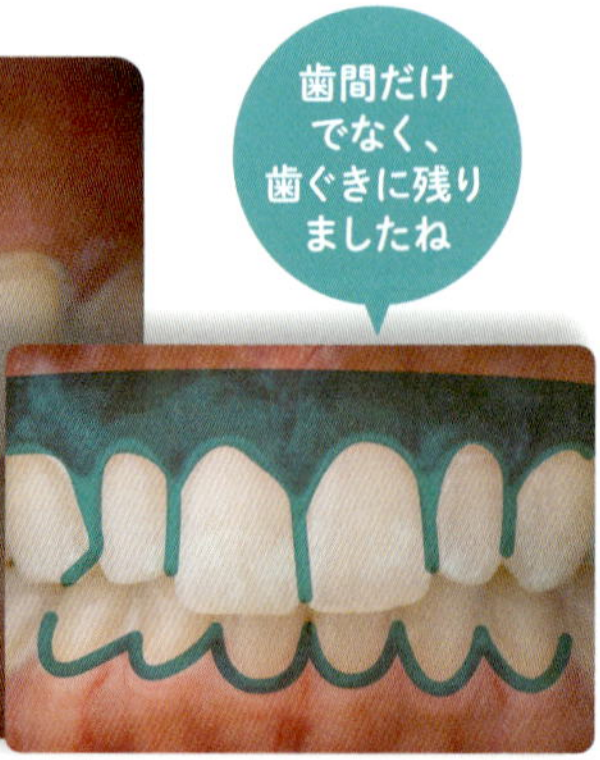

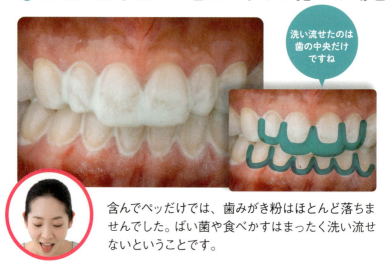

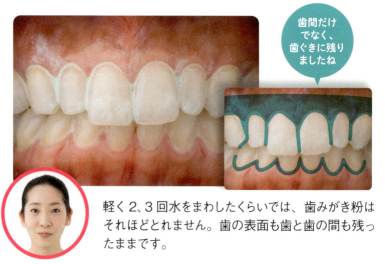

歯間だけ
でなく、
歯ぐきに残り
ましたね

軽く2、3回水をまわしたくらいでは、歯みがき粉はそれほどとれません。歯の表面も歯と歯の間も残ったままです。

ダメうがい③ ゴロゴロうがいの場合

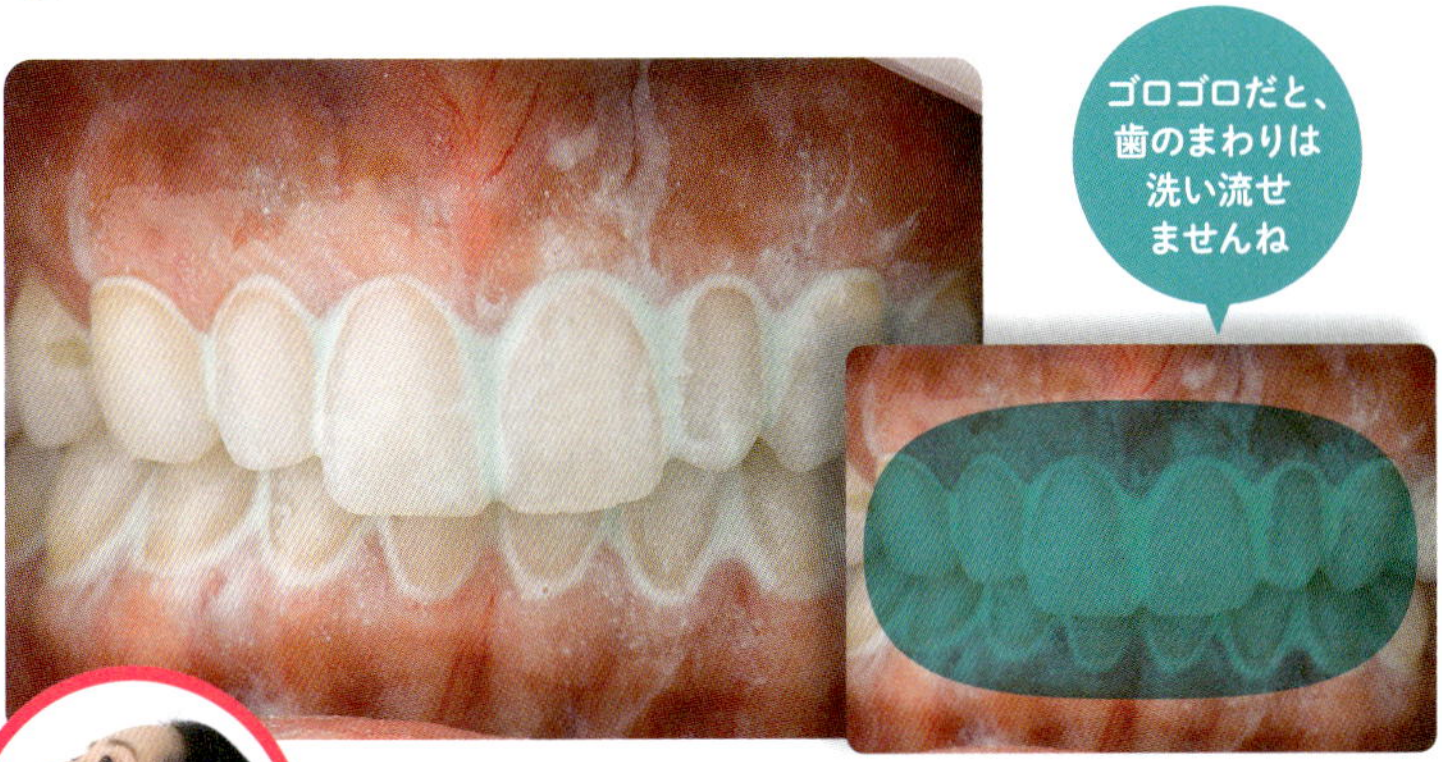

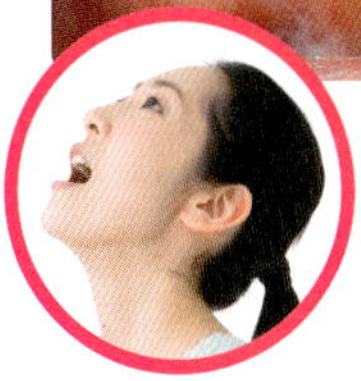

ゴロゴロだと、
歯のまわりは

ませんね

ゴロゴロはのどの近くで水をまわすため、歯や歯のまわりへの効果はほぼなし。ほとんどばい菌や食べかすを洗い流すことができません。

いつものうがいだと、洗い流せているつもりでも、
ばい菌や食べかすは、まだまだ残っています。
とくに取り除けないのが、
歯と歯の間や歯と歯ぐきの境目。
きっちり洗い流すなら、毒出しうがい！
水圧をかけて、
歯間も歯ぐきとの境目もスッキリ！

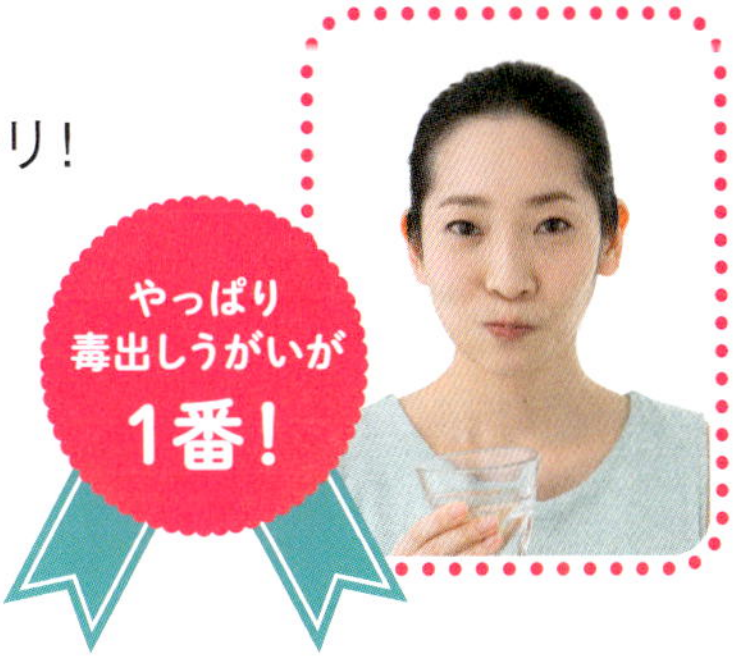

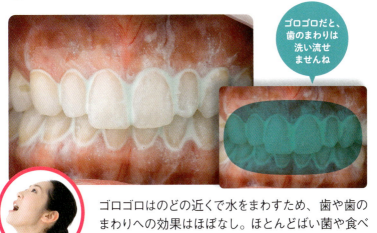

やっぱり
毒出しうがいが
1番！

うがい効果にビックリ！

体験者の声

歯みがきより簡単なのに、すっきり！

口の中の汚れがきれいに洗い流されている感じがします。**今では食後の毒出しうがいが欠かせなくなりました。**

N.K　30代女性

毒出しうがいは口の中の筋トレ！

毒出しうがいを教えてもらったときの第一印象は、「**口の中の筋トレ**になりそう」。ふだん使っていないとあっという間に筋力が付きますね。**口角が少し上がって、明るくなったねと言われました。**

M.Y　20代女性

歯間にはさまっている感覚がなくなった！

歯みがきの後と外出先から帰ってきてからと、**1日3～6回は毒出しうがい**をしています。おかげで、いつも歯間に何かはさまっている感じがしていたのですが、その**不快感がなくなりました。**

S.K　30代男性

口の中全体がきれいになる！

　これまでは口先だけでうがいしていたようで、毒出しうがいだと**スッキリ感がまるで違います。**口の中全体を洗うようになったからかな。**お金もかからず、**スッキリするのは何よりです。

S.N　40代女性

ねばつきもないし、口臭も気にならない！

　翌日には効果がありました。うがいの後の爽快感が、これまでとまったく違います。効率よく口の中を洗浄できるうがいなんだと改めて実感しました。

K.O　40代男性

ステインが落ちて、歯がツルツルに！

　以前より着色しにくくなったと、お世話になっている歯科衛生士さんに言われました。毒出しうがいで歯の表面からばい菌や食べかすが取れて、凸凹のない歯になったということみたいです。

M.A　30代女性

毒出しうがいこそ、正しいうがいだ！

　音が出るくらい強くうがいすると、口の中ってきれいになるものなんですね。**これまでのうがいは、回数が少なすぎました。**考えてみると、正しいうがいの仕方を教わったことがありませんでした。

K.T　20代男性

歯石がなくなってビックリ！

　定期的に行っている歯科医の先生から、**今回は歯石がないけどどうして？と言われました。**毒出しうがいの効果にびっくりです。これからも食後以外にもクチュクチュとうがいを続けます。

Y.H　50代女性

もっと効果を高めるための

毒出しうがいの Q&A

Q 毒出しうがいは何回やってもいいの？

A 基本は毎食後ですが、やればやるだけ効果があります。

毒出しうがいの目的は、食べたり、飲んだりしたときに入ってくるばい菌や、ばい菌のエサとなる食べかすを洗い流すことです。1日3回の食後はもちろん、間食や夜食をとる人は、そのときも行うと口の中はきれいな状態を保てます。

毒出しうがいは、やればやるだけ効果があります。というのは、口の中には口を開ける度にばい菌が入ってくる可能性があるからです。話すのはもちろん、口が開きがちな口呼吸の人は、つねにばい菌やウイルスにさらされています。

Q インプラントの手術後、毒出しうがいはしてもいいですか？

A 手術直後だけNG。それ以降は、どんどんやってください。

毒出しうがいをしてはいけないときはほとんどありません。

唯一あげるとすると、インプラント手術をしたり、親知らずを抜いたりなど、外科手術をした直後は、毒出しうがいをしてはいけません。

術後は治る過程で患部の表面にかさぶたができます。そのときに毒出しうがいをすると、血餅《けっぺい》という血の塊が流れることになるので注意してください。手術後、数日は水を口に含んで吐き出すくらいにしておきましょう。

Q 虫歯の治療中も毒出しうがいをしてもいいですか？

A 大丈夫です。

治療中の虫歯があるときも、毒出しうがいはどんどんやりましょう。

虫歯治療の後に「30分は食事を控えてください」と歯科医に言われると思いますが、それは詰めものやかぶせものの内部が固まるまでの時間。食事をすることで取れてしまう可能性があるからです。

毒出しうがいで詰めものやかぶせものが取れることはないので、安心してクチュクチュしてかまいません。

Q うがいするのを忘れたときは？

A 次の食後に歯みがきしてください。

毒出しうがいをするのを忘れたときは、次の食後のときに歯みがきもするようにしましょう。ばい菌や食べかすを残したということは、プラークがつくられる可能性があります。

毒出しうがいではプラークを取り除くことはできないので、歯みがきでしっかり落としてから、うがいで洗い流しましょう。毒出しうがいを忘れたときは、歯みがきは念入りに。

Q 毒出しうがいに毎回、洗口液を使っていいですか?

A 洗口液を使うのは1日1回。

うがい専用の洗口液は毒出しうがいに適した液体のひとつですが、使うのは1日1回程度にしましょう。

刺激の強い成分が含まれているので口の中の粘膜を傷つけてしまうことがあります。それ以上に問題なのは、殺菌しすぎて、ばい菌だけでなく、口の中のために働いている菌まで殺すことになることです。使いすぎは逆効果になってしまいます。

Q 入れ歯のまま毒出しうがいしてもいいですか?

A 外してからうがいしましょう。

毒出しうがいは、軽くゆすぐうがいと違って、力強く口の中を洗い流します。その衝撃で入れ歯が外れることもあるので、事前に外してからうがいしましょう。外れて、万一飲み込むことになったらたいへんです。

それに、入れ歯と粘膜の接地面はばい菌や食べかすがたまりやすいところでもあるので、外したほうがきれいに洗い流せます。

Q 風邪をひいているときも、毒出しうがいしていいですか？

A いつも以上に毒出しうがいしてください。

なかなか風邪が治らない人の口の中を見ると、ばい菌がうじゃうじゃしています。毒出しうがいを食後以外にも行って、どんどん洗い流してしまいましょう。

風邪のばい菌は、プラークに付着しやすいので、口の中をきれいにしておかないと、さらに風邪が治りにくくなります。風邪を早く治したいなら、毎食後に加えて、積極的に毒出しうがいを行いましょう。

Q 口内炎ですけど、毒出しうがいしていいですか？

A 痛みが治まっているなら、問題ありません。

口内炎のときに毒出しうがいをするかどうかの判断基準は、痛みが治まっているかどうか。

痛みがなくなっているのであれば、いつものように毒出しうがいをしてかまいません。痛みがあると、傷口が治りきっていないことがあるので、刺激を与えると治りを遅らせる可能性があります。

Q ちゃんとできているかどうかチェックする方法はありますか？

A 歯みがき粉を付けてうがいをしてみましょう。

ちゃんと毒出しうがいができているかどうかチェックしたいときは、歯みがき粉を歯に付けて歯みがきした後に、うがいの前に鏡で口の中を見てください。

それから、うがいの後にもう一度、口の中を見ると、洗い流せているかどうか確認できます。口の中に歯みがき粉が残っていたら、まだまだうがい下手。もう一度、クチュクチュとうがいしましょう。歯みがき粉が残らなければ合格です。

Q クチュクチュと10回以上してもいいですか？

A 何回でもいいです。

毒出しうがいに慣れてくると、軽く10回を超えてクチュクチュすることが多くなります。毒出しうがいの回数が多くなる分には、まったく問題ありません。

基本の毒出しうがいは、上、下、右、左を各10回ですが、水を吐き出さずに上、下、右、左と40回クチュクチュしてから水を吐き出してもＯＫ。そのときは、もう1セット追加して、40回クチュクチュ。口の中はさらにきれいになります。

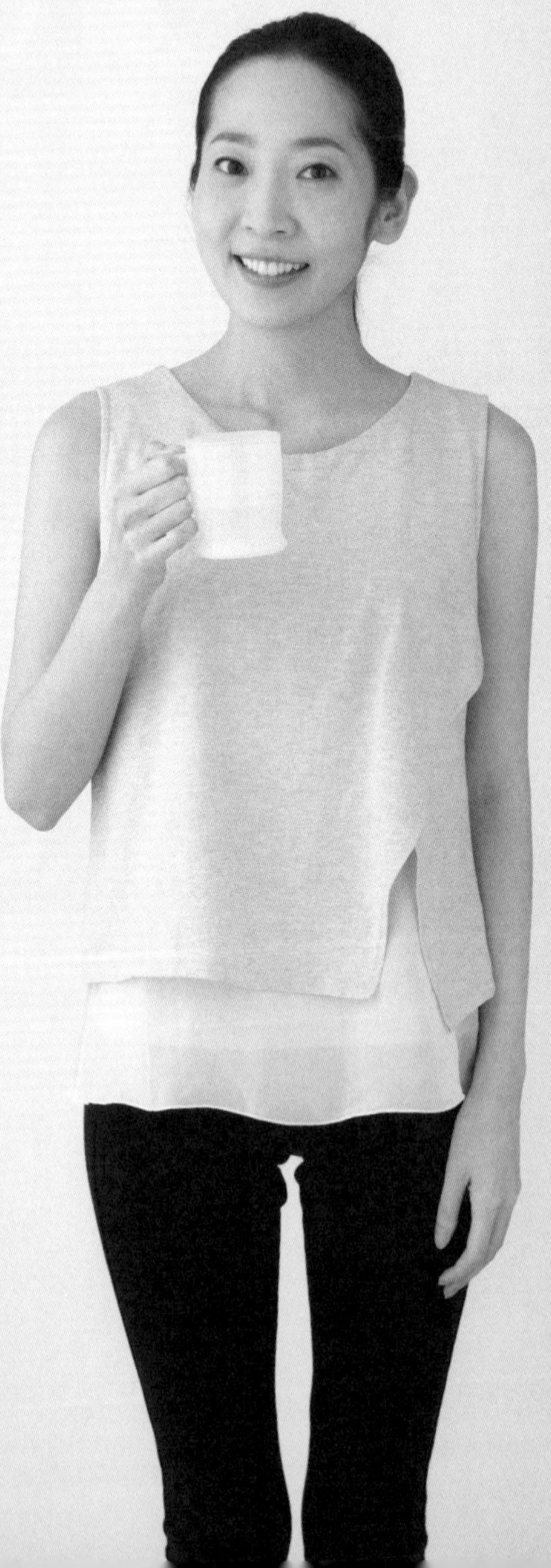

水さえあれば、いつでもできる「毒出しうがい」。
次の食後から、さっそくクチュクチュしてみましょう。
口の中が驚くほどきれいになります。

PART 2

歯周病と口臭を予防する毒出しうがい

歯周病も、口臭も、主な原因は口の中のばい菌と食べかす。
ばい菌が食べかすをエサにして悪さをはじめる前に
毒出しうがいで洗い流してしまえば、
歯周病も口臭も気にならなくなります。

毒出しうがいで、ばい菌の増殖を防ぐ！

口の中のばい菌が悪さをするのは、虫歯や歯周病といった歯の病気、それから人間関係まで悪化させる口臭だけとは、限りません。

恐ろしいことに、口の中のばい菌は、口だけでなく、からだ全体に悪さをすることがわかってきました。

動脈硬化、心筋梗塞、糖尿病、誤嚥性《ごえんせい》肺炎、敗血症、皮膚炎、腎炎、リウマチ性関節炎、アルツハイマー型認知症など、さらには早産や低体重児出産の原因になるともいわれています。

口の中にいる細菌は300種類以上あるといわれ、数にすると約1000億～6000億個。1日3回歯みがきする、寝る前に洗口液でうがいする、そういった口の中をきれいにする習慣がない人には、約1兆個もの細菌が生息しているといいます。

歯科医院にある、生きたままの細胞を観察できる位相差顕微鏡で自分の口の中の細菌を見せてもらうと、驚くほど細菌がうじゃうじゃいることを確認できます。

この口の中にいる細菌群のことを、近頃は**口内フローラ（口腔《こうくう》内《ない》細菌叢《さいきんそう》）と呼ぶこと**もあるようです。

もっとも、口の中にいるすべての細菌がからだに悪さをしているわけではなく、約8割の細菌は口内の環境を整え、健康を維持するためにはたらいています。これを常在菌といい、誰の口の中にも共通して生息しています。

からだに悪さをするのは、細菌群のほんの一部。それが虫歯菌や歯周病菌といった「ばい菌」たちです。

どうしてそれだけの数の細菌が口の中にいるのかというと、細菌にとって口ほど住み心地のいい場所はないからです。

体温によって一定の温度が維持される。

唾液によって水分が供給される。

さらに、わたしたちが食事をする度に栄養分が補給される。

とくに、ばい菌が好んで住み着く場所は、歯と歯の間、歯と歯ぐきの境目、歯と歯が重なったところ、抜けた歯のまわりなど、丁寧に歯をみがいても食べかすや汚れがとれないところです。


しかも、ばい菌は、食べたり、飲んだり、息をしたり、話したりするときに口を開くと、その度に外から新しい仲間がどんどん入ってきます。

それでも簡単に病気にならないのは、唾液の自浄作用によってばい菌が洗い流され、健康維持のためにはたらく菌とのバランスが保たれているからです。このバランスが保たれている限り、ばい菌がからだに悪さをすることはありません。

逆に、**ばい菌が増えてバランスが崩れはじめると虫歯になり、歯周病を発症し、口臭がひどくなり、やがては、からだのあちこちに症状があらわれるようになります。**

食後8時間でばい菌が悪さをはじめる

口の中の細菌のバランスが崩れるのは、歯の表面や歯のまわりに住み着いたばい菌がかたまりをつくり、食べかすに含まれている糖分をエサにして増殖するからです。

歯みがき前や後に、意識して鏡で口の中を見ることがあると思います。

歯の表面や歯のまわりに付着している白くてやわらかいかたまりを発見することはありませんか？

それが、**からだに悪さをするばい菌のかたまり。**

プラーク（歯垢）というものです。

プラークは目に見えるものだけでなく、目で確認できないプラークも歯や歯のまわりにたくさん付着しています。

歯科医院に行くことがあったら、歯科医にお願いして専用の染め出し液を歯や歯ぐきに付けてもらってみてください。歯の表面だけでなく、歯ぐきにもプラークがつくられているのを確認できます。

このプラーク1ミリグラムに、約10億個の細菌がいるといわれています。

ただし、ばい菌がすぐにプラークになるわけではありません。

ばい菌がかたまりをつくりはじめるのは、食べたり、飲んだりしてから8時間くらい経過してからのことです。まず、歯や歯のまわりに残った食べかすを目当てに、ばい菌たちが集まってきます。

それから16時間後、食事してから24時間経過すると、目に見えるくらいのかたまりになり、そこでばい菌たちは、食べかすをエサにさらに増殖します。

つまり、ばい菌がエサを目当てに集まりはじまる前に、エサとなる食べかすを取り除いておけば、プラークになることはないのです。

日本人の約９割は、歯みがき下手

たとえプラークになったとしても、安心してください。

やわらかいかたまりなので、歯みがきすると取り除くことができます。


歯みがきの第一の目的は、プラークを取り除くこと。

口の中に残ったばい菌や食べかすをとったり、気になる口臭を予防したりするのは、本来の目的ではありません。だから、歯ブラシや歯みがき粉の広告で「プラークコントロール」というキーワードが盛んに言われるのです。


プラークになると、軽く口をゆすぐだけでは取り除けません。

残念ながら、本書で紹介する「毒出しうがい」でも無理。歯や歯ぐきに付着してしまったかたまりは、摩擦によって砕いたり、かき出したりする必要があるからです。

しかし、ここで問題があります。

それは、**歯みがきでプラークを完全に除去できる人は少ない**ということです。

というのは、ばい菌が好んで住み着く場所は、歯ブラシが届きにくいところが多いからです。

歯の表面についているプラークなら歯ブラシでごしごしブラッシングすると取り除けますが、歯と歯の間や歯と歯ぐきの境目などは、丁寧に歯みがきしないと、どうしてもプラークが残ってしまいます。

歯科医が指導する歯みがきは、このプラークをとるためのブラッシング方法です。

みなさんも、虫歯治療で歯科医院を訪れたときに歯みがきのやり方を教えてもらったことがあると思います。歯ブラシの持ち方、毛先のあて方、さらに歯ブラシの動かし方や力加減など、細かく指導してくれます。

しかし、歯科医が指導する歯みがきを、そのまま完璧に実践できている人は少ないと思います。わたしも多くの患者さんに歯みがき指導をしてきましたが、１００人指導しても、完璧にできていたのは2、3人くらい。

1回の歯みがきに15〜20分もかけて丁寧にみがいている人は、ほとんどいないのではないでしょうか。

ばい菌の悪さを防ぐのは、歯みがきではなく「毒出しうがい」

歯や歯のまわりに残ったプラークは2〜3日経過すると、唾液に含まれるカルシウムやリンなどのミネラル成分と結合して石になります。

それが「歯石」です。

歯石になるとやっかい。

歯石になると、どれだけ丁寧に歯をみがいても取り除けなくなります。

歯科医が持っている専用の器具を使わなければ除去できません。歯科医にお願いするということは、当然ながら費用がかかります。

といって、自分で歯石を除去するのは、とてもおすすめできません。最近は、ドラッグストアで歯石除去の道具が売られているようですが、うまく取れないし、歯や歯ぐきを傷つけてしまいます。

なんとか歯石を取り除けたとしても、そのあとに歯石を取ったところをツルツルにみがいておかないと、すぐに歯石がついてしまいます。

歯石は、専門家に任せた方が安全です。

歯石があると、ばい菌や食べかすが住み着きやすくなります。歯石の表面が凸凹していて、ばい菌や食べかすが入り込みやすいからです。

さらに、歯石に軽石のような小さな穴が開いているときは、そこからばい菌や食べかすが中に入り込むこともあります。歯石の中に入ってしまうと、どれだけやわらかいプラークでも、歯みがきでは取り除けません。

つまり、歯石をつくることは、ばい菌にさらに快適な住居を提供するようなものなのです。

歯みがき下手でプラークを残し続ける限り、どんどん歯石がつくられます。

そして、ばい菌たちはどんどん増えていきます。

たとえ、歯科医院に行って歯石をとってもらったとしても、翌日からまた下手な歯みがきをはじめると、2、3日後には新たな歯石がつくられます。

食べたり、飲んだりする度にばい菌やエサが入ってくるのですから、仕方がありません。そもそも、世の中からばい菌を一掃するのは不可能なのです。

歯みがき下手のわたしたちが、口の中をばい菌から守るにはどうしたらいいのでしょうか？

解決策は、じつにシンプル。

プラークになる前に、歯に付いているばい菌や食べかすを洗い流してしまえばいいのです。口の中に住み着いているばい菌も、エサがなければプラークをつくれません。

プラークになってから除去するのではなく、プラークになる前に除去する。

そうすれば、口の中をいつもきれいに保つことができます。

その方法が、本書で紹介する「毒出しうがい」。

歯みがきよりも手軽にできる毒出しうがいが習慣になれば、口の中でばい菌が増殖することはなくなります。

毒出しうがいで歯みがき以上の効果が！

歯みがきは、プラークを取り除くのが目的です。

毒出しうがいは、プラークになる前にばい菌や食べかすを洗い流すのが目的です。

要するに、毒出しうがいでプラークの元がなくなれば、歯みがきする必要はないということになります。毒出しうがいでプラークがつくれなくなれば、歯みがきしていたとき以上に口の中をきれいに保つことができます。

そもそも、うがいがちゃんとできないと、歯みがきしても効果半減。

ごしごしブラッシングして歯の表面や歯のまわりから取り除いたはずのプラークや食べかすをきれいに洗い流さないと、ばい菌やエサは口に残るからです。

ここでも問題があります。

それは、**日本人の約9割がうがい下手ということ**です。

みなさんは、歯みがきのあとにどのようなうがいをしていますか？

水を口に含んで2、3回ゆすぐ。

上を向いてのどをゴロゴロ鳴らす。

水を口に含んだらすぐに捨てる。


これらはすべて、ダメうがい。これでは、せっかく歯みがきで歯や歯のまわりからプラークや食べかすを取り除いても、すべて洗い流すことができません。ばい菌たちは、8時間後にはプラークをつくりはじめます。


歯をみがいても、上手にうがいができなければ何回みがいても意味がないのです。もちろん、清涼剤が添加されている歯みがき粉を使えば、歯みがき後の口はスッキリします。ただし、効果はそれだけ。

それなら、上手なうがいを身に付けたほうがいいと思いませんか。

そのほうが口の中もきれいになります。

こんなうがいはダメ！

①水を口に含んですぐに捨てる

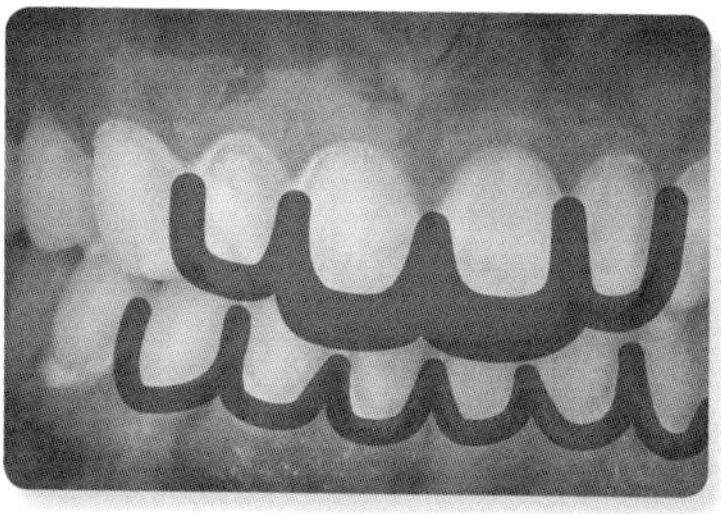

含んでペッだけでは、ばい菌や食べかすはほとんど洗い流せません。

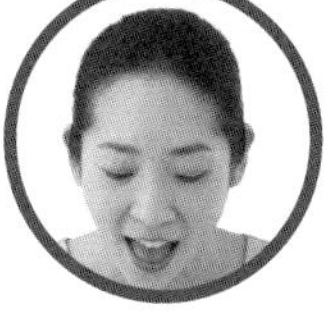

②口に含んだ水を 2、3 回まわして捨てる

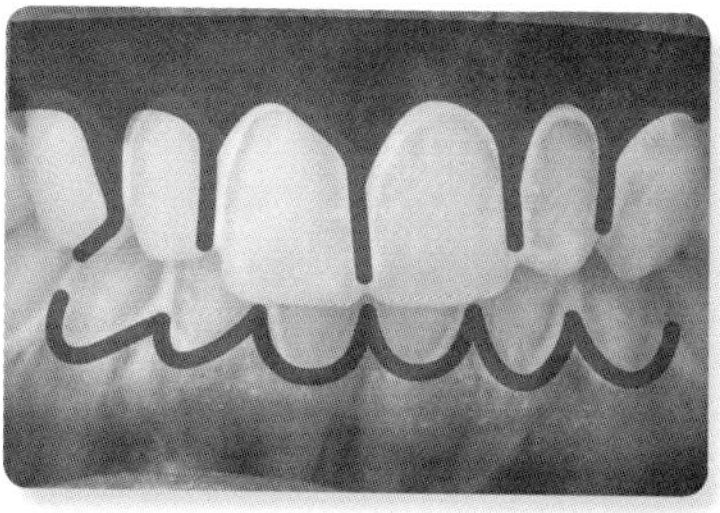

軽くゆすぐ程度では、歯の表面も歯と歯の間もうまく洗い流せません。

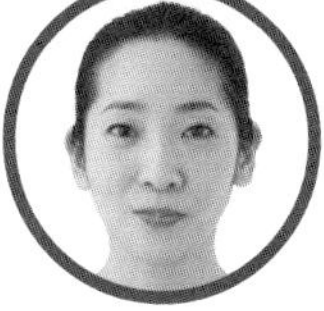

③ゴロゴロうがい

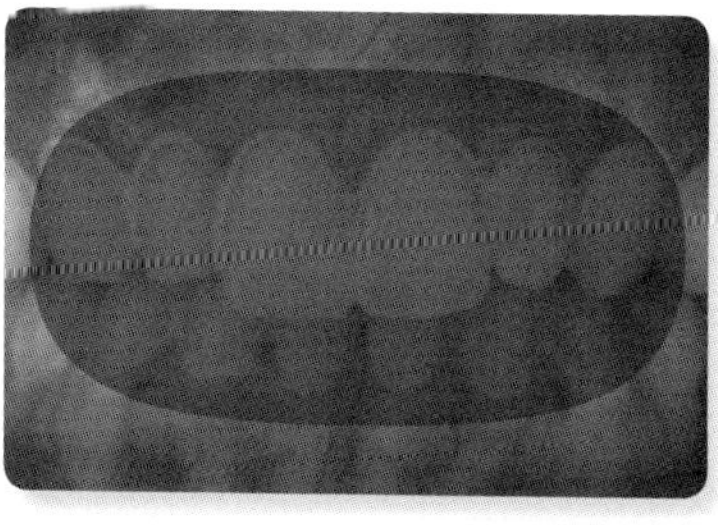

のどをきれいにするうがいは、目的が違うので歯や歯のまわりには効果なし。

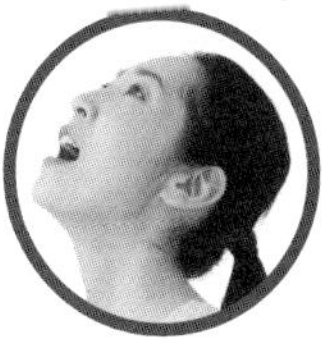

上、下、右、左
4方向洗浄だからきれいになる

正しいうがいとは、歯の表面や歯のまわりに付着しているばい菌や食べかすを洗い流すうがいです。歯みがきの後なら、歯みがき粉も対象になります。

水を含んだだけでもダメ。
軽くゆすいだだけでもダメ。
歯と歯の間や歯と歯ぐきの境目、歯と歯が重なったところにしっかり何度も水をぶつけて洗い落とすのが、正しいうがい。
それが、「毒出しうがい」。

水圧を利用して口の中をきれいにします。

毒出しうがいは、次の手順で行います。

①30ミリリットルくらいの水を口に含み、口を閉じます。

ほほが膨らむほど水を含むと口が動かせなくなります。逆に少なすぎると洗浄効果が小さくなります。

②上の歯をきれいにします。

口を閉じたまま、口に含んだ水を上の歯に向けて、強く速くぶつけます。10回ぶつけたら、水を吐き出します。

口の中の水を歯に何度もぶつけるときは、「クチュクチュ」と音が出るくらい速く、力強く行いましょう。ゆっくりぶつけると、ばい菌や食べかすが落ちないことがあります。とくに歯と歯の間や歯と歯ぐきの境目などは残ってしまいます。

③下の歯をきれいにします。

同じように口に水を含み、その水を下の歯に向けて、強く速くぶつけます。10回ぶつけたら、水を吐き出します。

④右の奥歯をきれいにします。
同じように口に水を含み、その水を右の歯に向けて、強く速くぶつけます。10回ぶつけたら、水を吐き出します。

⑤左の奥歯をきれいにします。
同じように口に水を含み、その水を左の歯に向けて、強く速くぶつけます。10回ぶつけたら、水を吐き出します。


これが基本の毒出しうがい。

上、下、右、左と4方向に水圧をかけることで、歯と歯の間や歯と歯ぐきの境目にあるばい菌や食べかすを、きっちり取り除いていきます。

最初は、ゆっくりでもかまいませんが、少しずつ速く、強く、歯に水をぶつけるようにしましょう。よりきれいに洗い流せるようになります。

毒出しうがいのやり方そのものは、難しいものではありません。誰でもすぐにできると思います。しかし、実際に口に水を含んでうがいをしてみるとわかりますが、最初は、とにかく口が疲れます。

上、下、右、左の4方向をそれぞれ10回できない人もいるでしょうし、もしかすると、上の歯をきれいにする10回だけで疲れる人もいるかもしれません。

口が疲れるのは、口のまわりの筋肉が衰えているからです。

口のまわりの筋肉も、からだの他の部位の筋肉と同じように、使わなければ衰えます。また、加齢とともに衰えます。逆に、使えば何歳になっても筋力がアップします。

4方向にそれぞれ10回できないときは、回数を少なくしてもかまいません。毒出しうがいを何回か続けると、すぐに10回できるようになります。

4方向はとてもできないと思っている人、それから毒出しうがいにチャレンジして難しかったという人は、次に紹介する「初心者用毒出しうがい」からはじめてみてください。慣れてきたら、基本の毒出しうがいに移行しましょう。

手順は次のページに。

基本の毒出しうがいの手順

1 上の歯をきれいにする

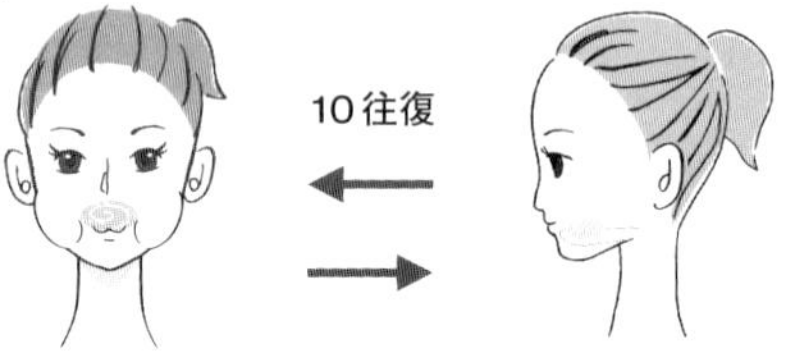

2 下の歯をきれいにする

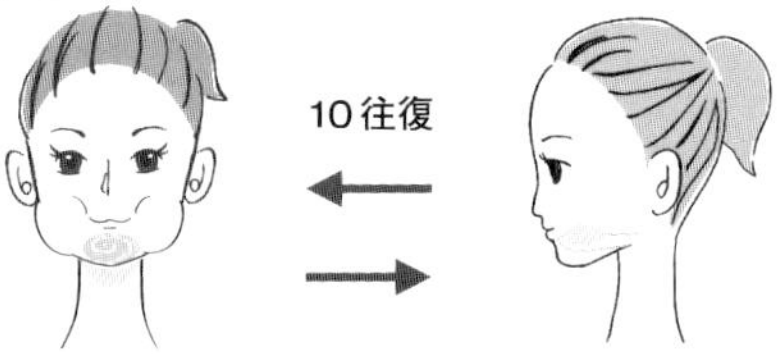

3 右の奥歯をきれいにする

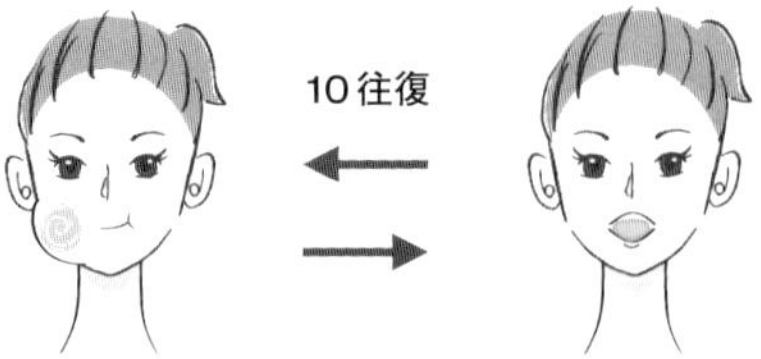

4 左の奥歯をきれいにする

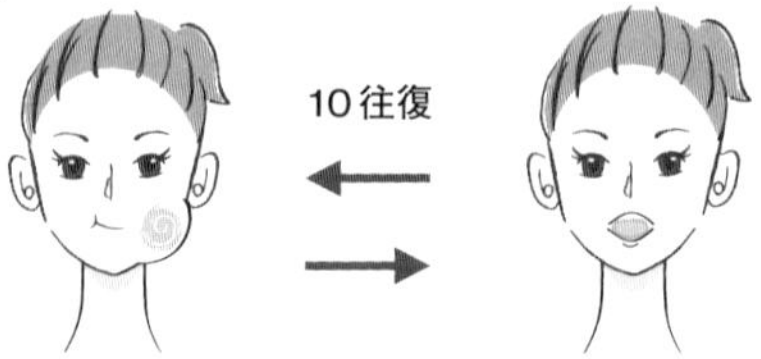

①30ミリリットルくらいの水を口に含み、口を閉じます。

②口を閉じたまま、口に含んだ水を正面の歯に向けて、強くぶつけます。10回ぶつけたら、水を吐き出します。これを3回繰り返します。

10回×3回。合計30回のクチュクチュ。

これでも、最初は口が疲れる人がいるかもしれません。

そういう人は、これまでずっと、下手なうがいを続けてきたということです。口のまわりの筋肉をあまり使っていなかったということですね。

筋肉は、90歳を超えてからも鍛えると強くなります。口のまわりの筋肉もすぐに強くなるので安心してください。

食後すぐなら、ばい菌も食べかすも簡単に洗い流せる

毒出しうがいのタイミングは、毎食後。

先ほども述べたように、ばい菌やばい菌のエサとなる食べかすは、食べたり、飲んだりする度に口の中に入ってきます。プラークになるまでに8時間の猶予があるとはいえ、できるだけ早い段階のほうが、歯や歯のまわりからはがれやすい状態なので、より簡単に洗い流せます。

健康のことを考えると間食はおすすめできませんが、間食することがある人は、できるだけ間食後も毒出しうがいを行いましょう。残業が長引いて夜食をとらなければならないときも、夜食後に毒出しうがい。

要するに、**食事の後は毒出しうがい**ということです。

1日3回の歯みがきが習慣になっている人は、歯みがき後に毒出しうがいを行うほう

が効率がいいでしょう。

ただし、夜の歯みがきが夕食後ではなく寝る前の人は、夕食後に毒出しうがいを行うようにしましょう。口の中に入ってきたばい菌や食べかすは、すぐに洗い流すのが基本です。


歯みがき後に毒出しうがいを行うときは、基本の毒出しうがいの最後に、のどをきれいにする「ごろごろうがい」も行いましょう。

歯みがき粉を付けて歯みがきする場合、歯みがき粉は想像以上に口の中に飛び散ります。歯のまわりだけでなく、のどに近いところまで歯みがき粉が飛んでいます。それを洗い流すには、ごろごろうがいが必須です。


毒出しうがいは、食べたり、飲んだりした後だけでなく、寝起きもおすすめします。

というのは、口の中のばい菌は、寝ているときがいちばん繁殖するからです。

就寝中は唾液の分泌量が少なくなります。そのため、唾液の自浄機能が低下します。

そうなると、ばい菌が増える可能性があります。

毒出しうがいでエサがなくなっていれば、ばい菌が増殖する可能性は低くなりますが、念のため洗い流しておきましょう。


すぐに増殖しようとするのが、口の中のばい菌なのです。

日本人の30歳以上の約8割が歯周病

うがい下手だと、口の中にばい菌や食べかすが残ります。エサがあると、ばい菌がどんどん増えます。増えると、からだに悪さをはじめます。

最初のターゲットになるのは、口の中です。


すぐに思い浮かぶのは、虫歯と歯周病ではないでしょうか。

虫歯と歯周病、患者数はどちらが多いかというと、成人だと圧倒的に歯周病です。

日本人の30歳以上の約8割が歯周病といわれています。

自覚している人は少ないかもしれませんが、ほとんどの人が歯周病にかかっていると思ってください。

「歯石を取りましょうね」

歯科医にそう言われた経験はありますか？

もし、経験があれば、あなたは歯周病の予備軍といえます。

歯石除去は、保険が適用される治療行為のひとつ。治療するということは、病気が特定されているということ。つまり、その病気とは、歯周病なのです。

といっても、歯石除去の段階なら、まだまだ軽度の歯周病です。

歯周病は軽度から重度まで4段階に分類されます。

第1段階は、歯肉炎といわれる段階です。

歯肉炎は、歯と歯ぐきの間にある溝（歯周ポケット）に入り込んだばい菌が、歯ぐきに炎症を起こしたもので、痛みはありませんが、歯ぐきが赤く腫れます。歯みがきのときに出血することもあります。

第2段階は、軽度の歯周炎といわれる段階です。
歯肉炎が進行し、軽度の歯周炎になります。歯ぐきの炎症が進み、腫れがひどくなります。歯を支える骨が少しずつ溶かされはじめ、指で歯を押すとわずかに動くようになります。それでもまだ痛みはありません。

第3段階は、中度の歯周炎といわれる段階です。
軽度の歯周炎から、さらに炎症が進み、歯がぐらつきはじめ、硬いものが噛みにくくなります。また、歯ぐきから出血するだけでなく、ぶよぶよしてきて膿《うみ》が出ることもあります。口臭も強くなります。

第4段階は、重度の歯周炎といわれている段階。

この段階になると、歯を支える骨が大きく溶かされ、支えを失った歯は、やがて抜け落ちてしまいます。

歯周病は、歯を支える骨を溶かしてしまう病気です。

歯は前後左右を4つの骨で支えられていて、その1カ所だけが急激に減った場合は再生治療などで治せる場合もありますが、歯周病の最終段階では、ほとんどがまんべんなく骨を溶かしてしまい、最後は抜くしかなくなります。

また、内服薬による治療は、健康を維持するためにはたらいている細菌への影響や副作用について完全に解明されていないため、歯科医としては、よほどのことがない限りおすすめしないようにしています。繰り返しになりますが、歯周病治療の基本は「プラークを除去すること」に尽きます。

歯周病は、発症すると完治が難しい病気です。

そんな怖い病気に約8割の人がかかっていながら気づかないのは、歯周病の初期段階で歯科医院を訪れる人がほとんどいないからです。
日本人で定期的に歯科医にかかっている人は、わずか約５％。
歯科医院は、歯が悪くなったら行くところと考えているのが日本人なのです。

それでは、現段階で歯周病かどうかチェックしてみましょう。

○歯みがきをすると出血することがある
○歯と歯の間に隙間がある。よく食べ物がはさまる
○最近、口臭が気になる
○歯ぐきがむずがゆい
○歯ぐきが腫れることがある
○歯が長くなったように見える
○冷たいものを食べると歯にしみる
○食べ物が嚙み切れない
○食べ物を食べると歯が痛い

○朝起きたときに、口の中がネバネバする
○歯がぐらぐらする
○歯石がたくさんついている
○歯ぐきを押すと膿が出ることがある
○歯並びが悪くなってきた

どれか1つでも該当するものがあれば、歯周病の可能性があります。

まずは、歯科医院を訪れて、症状を診てもらいましょう。症状が深刻な場合は適切な処置をしてもらってください。

歯石を取るくらいで治療が終了したら、歯周病が進行しないように、毒出しうがいです。口の中をきれいに保つことができれば、症状が進行することはありません。

1日3回歯をみがくのは、日本と韓国だけ？

歯科医に診てもらうことが少ない日本人ですが、他の国と比べると口の中をきれいにしていると思っている人が多いのも日本人です。

それは、子どもの頃から歯をみがく習慣が身に付いていて、歯をみがけば口の中がきれいになると思っているからです。

1日3回食後の歯みがきを欠かさないのは、世界的にみても、日本と韓国くらい。欧米では、寝る前と起きた後だけみがくのが一般的です。

欧米と比べると、あきらかに歯をみがく回数が多いのが日本人です。しかし、約8割の人が、口の中のばい菌が原因で歯周病にかかってしまいます。

どうしてなのでしょうか？

理由のひとつは、正しい歯みがきができていないからです。

歯みがき好きなのに、歯みがき下手。

これが日本人です。せっかくの良い習慣も、口の中をきれいにするという視点から考えると、まったくムダになっています。

さらに日本人は、うがいも下手。

どんなに上手に歯みがきしても、きちんとうがいができないと、ばい菌や食べかすは口の中に残ったまま。これでは歯みがきしている意味がなくなります。

下手な歯みがきは、歯周病発見を遅らせる原因にもなります。

沈黙の病といわれる歯周病の初期段階の自覚症状としてあらわれるのが、歯ぐきからの出血。これは、しっかり歯みがきができる人だけが気づけます。

歯と歯の間や歯ぐきなどをこまめにブラッシングしないと、出血することがないからです。歯の表面だけをごしごしブラッシングしている人は、出血することもありません。

歯周病が進行すると、痛みを感じなくなるのも、発見を遅らせる原因です。

弾力があってしっかりした健康な歯ぐきなら、先の尖った歯ブラシがあたると痛みを感じます。

ところが、歯ぐきが腫れてぶよぶよしてくると、その感覚が鈍くなります。ひどいときは、麻痺してまったく痛みを感じることがなくなります。痛みがないのですから、歯がぐらつくまで歯周病に気づくこともありません。

日本人の約８割が歯周病になるもうひとつの理由は、先ほども話しましたが、**口の中を歯科医に定期的に診てもらっていない**からです。

欧米の人たちは、子どもの頃から口内ケアが習慣になっています。

日本人のように、歯がぐらぐらしてきたから歯科医に診てもらうのでは、もはや手遅れ。「歯周病かも？」と歯科医院を訪れたときは、抜歯寸前の状態というのはよくあることです。わたしも、そういうケースを何度も見てきました。

誰もが気軽に医療機関を利用できる日本の健康保険制度は、世界に誇れるシステムです。

しかし、残念なことに、人間ドックが保険適用にならないように、予防に関しては全額自己負担になってしまいます。

だからといって、「スウェーデンの歯科医療制度のように予防にも給付するなら、歯科医院へ行くのですが……」は、単なる言い訳です。

アメリカは高額医療費の国ですが、口内ケアは当たり前。医療費が高いだけに予防に熱心になるのかもしれませんが、それ以前に、口の中をきれいに保つことがいかに大切なことか、子どもから大人まで知識として持っているからだと思います。

毒出しうがいなら虫歯は再発しない

歯周病とならんで、口の中のばい菌による病気として知られるのは、虫歯です。

虫歯は、プラークの中のばい菌が食べかすの糖分を材料にして酸をつくり、歯のエナメル質を溶かしていく病気です。


虫歯菌は、主にミュータンス菌とラクトバチラス菌の2種類。

ミュータンス菌は、唾液から感染します。同じ箸や、スプーンを使ったり、幼い頃は親が口移しで食べ物を与えたり、キスも感染ルートになります。

歯周病菌も同じ感染ルートですが、プラークをつくるばい菌は、家族など親しい関係から感染します。そう考えると、虫歯や歯周病になってしまうのは、自分だけの問題ではないのです。


ミュータンス菌は、プラークの中で酸をつくって歯を溶かしはじめます。つまり、虫歯のきっかけをつくる菌。

そして、ラクトバチラス菌は、ミュータンス菌が開けた穴に入り込み増殖して虫歯を進行させます。


虫歯も、歯周病と同じように、進行を止めることはできても完治できない病気です。

歯科医院での虫歯治療が終わると「治った」と思っていますが、実際は進行を止めただけ。治療した場所の状態が悪くなれば、虫歯菌が再び活動をはじめます。


事実、**大人が虫歯治療に来る場合、その約8割は再発です。**

治療してから数年後、虫歯菌が活動を再開したということです。


「虫歯になりやすい体質なんですかね？」と言われる患者さんもいますが、そのほとんどは、最初の虫歯治療が原因です。

誰でも治療を受けられる日本の健康保険制度はとてもいいものですが、歯科医による技術の差も非常にあらわれやすく、虫歯を再発する要因にもなっています。

基本的な虫歯治療は対症療法です。

虫歯になった部分から虫歯菌を除去し、新たに虫歯菌が入らないように処置します。酸によって溶けた歯の穴を埋めてかぶせるか、詰めるだけ。そこに歯を健康に保つことや予防するといった処置は入っていません。


虫歯菌で溶かされた穴にかぶせたり、詰めたりする方法でも、痛みはなくなるし、食事もできるようになります。それ以降、治療したところにばい菌が入らなければ、虫歯が再発することはありません。


しかし、ふさいでいた穴が壊れてきたら、再び虫歯菌の餌食になってしまいます。

軽度のむし歯に対する詰めものとして日本でもっとも多く使われているのは、プラスチックです。プラスチックは劣化しやすいため、数年で虫歯を再発することがあります。

プラスチックの次に多いのが金属。主流は、保険診療の範囲で手軽な価格で詰められる銀歯です。

プラスチックより広い範囲の虫歯に対応できるので強度はあります。しかし、口の中の温度変化で微妙に伸び縮みし、噛む力によってたわむので、やはり徐々に変形し、その隙間から虫歯菌が入り込んでしまいます。
耐用年数は5～7年といわれています。

日本の場合、保険制度を利用して誰もが安く虫歯治療を受けられるのはメリットですが、それだけ材料はリーズナブルなものになります。それでも痛みはなくなるし、噛めるようになるので、十分にその場しのぎにはなります。しかし、時間が経てば、やがて虫歯を再発することになります。実際は患者さんのお口の中にデンタルフロスを通すとひっかかりがあるはプラスチックや銀歯の周りばかりということが多いです。食べ物もつまりやすく、歯周病菌の温床なのは間違いありません。

現在、詰めものの材料として、もっとも評価が高いのはセラミックです。汚れをはじくのでプラークも付きません。
硬さやツヤも含めて、歯に一番近いとされています。セラミックは銀歯のように変形することがないので菌が入り込むことがなく、長期にわたって歯の中をきれいに保つことができます。汚れをはじくのでプラークもつきません。

デメリットを1つあげるとすると、タテの力に弱いことです。歯ぎしりや噛む力が強い人は、割れることがありますので、噛み合わせのバランスをきちんと考えて処置する歯科医の技術力が問われます。

アメリカの場合は、基本的にセラミック。銀歯を入れる人はほとんどいません。日本の歯科医も、自分の歯を治療するときは、ほとんどがセラミックか金歯やプラチナのような劣化しにくい保険適用外の金属を利用しているといいます。

保険診療に入らないセラミックは、どうしても費用の問題が出てきます。現実問題として、若い人は手が届かないかもしれません。

しかし、自分の懐事情と照らし合わせながら、歯に詰める材料を考えたほうがいいと思います。今すぐではなくても、将来的には詰め替えることも考えておいてください。

プラスチックや銀歯にしたことで虫歯が再発し、最終的に歯を抜かざるを得なくなったとしたら、逆に経済的な負担がかかることにもなります。

虫歯も、口の中に残ったばい菌や食べかすが原因。再発しにくい材料を使い、**毒出しうがいで口の中をきれいに保ち続けることが理想です。**

毒出しうがいを知らない子どもたちは歯周病のリスクが高くなる

子どもの頃に虫歯が多かった人は、歯周病にかかりにくいといわれています。

逆に、子どもの頃にほとんど虫歯にならなかった人が、大人になって歯周病にかかりやすいという傾向があります。

これは、虫歯菌と歯周病菌は、口の中でバランスをとって共存しているからです。

はえたばかりのやわらかかった永久歯の表面が硬く成熟してくる20歳頃を過ぎると、

溶かすターゲットがなくなるので虫歯菌が減少します。それとともに歯周病菌が増えて歯周病になりやすくなるといわれています。

実際、子どもの頃に虫歯が少なかった人ほど、30歳を過ぎてから一気に歯周病が進行するケースは多く見られます。

最近の傾向としては、子どもたちの虫歯が減ってきていることです。わたしも、それは実感しています。逆に、**歯周病が進行している人が20代後半から30代の人で多くなってきました。**

理由として考えられるのは、自分できちんと歯みがきできない子どもが増えていることです。なかには、自分で歯みがきしない子どももいるようです。

自分でしっかり歯をみがく習慣がないまま大人になったとしても、それまで虫歯にならなかったら、その後も虫歯になる可能性は低いといえます。

しかし、歯をみがかなくても、みがけなくても歯を守れると勘違いすると、口の中をきれいにすることへの意識が低くなります。そうなると、当然ながら、ばい菌や食べかすが口の中にどんどん溜まり、プラークがつくられます。

20代後半から歯周病が進行している人は、歯が抜け落ちる段階も早くなるので要注意です。

毒出しうがいで寝たきり回避

歯周病も虫歯も、最後は歯を抜くことになります。

自分の歯を失うと生活の質が格段に落ちます。とくに高齢者の場合、歯が少なくなると、それだけ寿命が短くなるといわれています。

寿命が短くなる理由は、歯が少なくなることで認知症の発症や転倒、さらには要介護状態になるリスクが高くなるからです。

ある研究によると、残っている歯の本数が19本以下の人と20本以上の人を比較した場合、認知症の発症リスクが約1・9倍、転倒するリスクが約2・5倍、要介護認定を受ける確率が約1・2倍、19本以下の人が高くなることがわかりました。

要するに、**歯が少なくなると、寝たきりになる可能性が高くなる**というわけです。

男性は約9・02年、女性は約12・4年。これは平均寿命と、自力で日常生活ができる健康寿命とのギャップです。平均寿命まで生きることができるとしたら、最後まで自力で生活したいものです。

また、自分の歯で噛めなくなると脳への刺激が少なくなり、歯があった頃と同じように食事を楽しめなくなるといいます。

つまり元気で長生きするには、自分の歯をどれだけ残せるかが重要なのです。

そのためには、虫歯や歯周病にならないようにすること。もし虫歯になった経験があったり、歯周病にかかっていたりしたら、それ以上進行しないようにすることです。

そのためにも、すぐにでも毒出しうがいをはじめる必要があるのです。

毒出しうがいで口臭が気にならない

毒出しうがいが習慣になると、口臭も気にならなくなります。

歯みがき好きの日本人は、自分は口臭はあまりないと思っています。
しかし、外国人にアンケートをとると、約7割が「日本人の口臭にがっかり」というコメントを残しています。

口臭の約9割は、口の中にあるばい菌と食べかすが原因です。
ばい菌が食べかすを分解するときに発生する揮発性のガスが、悪臭の元になります。
生ごみが発する臭いに鼻をつまんだことがあると思いますが、流しに残ったのか、口の中に残ったのかの違いということです。

ただし、流しの場合は自分で生ごみを捨てなければなりませんが、口の中は唾液の分泌によって悪臭を抑えることができます。なぜなら、唾液の自浄作用には、食べかすを洗い流し、ばい菌を退治するはたらきがあるからです。

しかし、**唾液で口臭を予防できるのは、健康な口の場合に限定されます。虫歯や歯周病になると、唾液だけでは口臭を防ぐことができません。**

虫歯になると歯のエナメル質が溶けて、歯に穴が開きます。そこにプラークや食べかすが詰まると、分解されて悪臭になります。穴に入り込んだばい菌や食べかすは、唾液で取り除くことができません。

穴を詰めものやかぶせもので ふさいでいたとしても、劣化して隙間ができるとそこからばい菌や食べかすが入って悪臭を放ちはじめます。

歯周病になると、歯ぐきがやせて、歯と歯ぐきの間に歯周ポケットという隙間ができます。ここにばい菌や食べかすがたまると、唾液では取り除けないので、やはり分解されて悪臭を放ちます。

虫歯や歯周病の人は、プラークがつくられやすい、食べかすが残りやすい場所を治療するのが前提ですが、その後は、毒出しうがいで食べかすをきれいに洗い流し、プラークができない口の中にすることです。

そうすると口臭の元はなくなります。

緊張したときや朝起きたとき、お腹が減ったときなどは、唾液の分泌量が一時的に減ります。これは生理現象で仕方がありませんが、仮に唾液の量が少なくても、分解する元がなければさほど悪臭を放つことはありません。

口臭の残り約1割は、にんにくやニラなどの臭いの強い食べ物やアルコール、タバコといった外的要因と、消化器系の疾患、口腔がんといった病気によるものです。前者は、自分でコントロールできることです。

後者は自力で口臭を断つことは難しいので、専門医に相談するようにしましょう。

いずれにしても、**毒出しうがいが習慣になれば、口臭の9割は防げるということです。**

PART 3

毒出しうがいでここまで健康になる

口の中のばい菌は、からだ全体に悪さをします。
心臓病、糖尿病、腎臓病、認知症……。
毒出しうがいで口腔環境がよくなると、
口の中だけでなく、からだ全体も健康になります。

口内ばい菌が動脈硬化を引き起こす

毒出しうがいが習慣になると、口の中をいつもきれいな状態に保つことができます。ばい菌のエサがなくなれば、虫歯や歯周病の進行を防げるし、口臭を予防できます。毒出しうがいの健康効果はそれだけではありません。

この章では、その健康効果について話していくことにしましょう。

口の中のばい菌は、虫歯や歯周病といった歯の病気だけでなく、からだ全体のあらゆる病気に関連していることがわかってきました。

その大きな原因といわれているのが「歯原性菌血症」です。

菌血症とは、本来は無菌のはずの血液中に細菌が入り込んだ状態のことをいいます。

つまり、歯原性菌血症とは、口の中のばい菌が毛細血管から侵入し、からだ全体にまわることをいいます。

それが**動脈硬化、脳梗塞、アルツハイマー型認知症、その他にも、心臓血管疾患、糖尿病、骨粗しょう症、脳血管疾患、高脂血症などの病気の一因**になることがわかってきました。口とは無縁と思われる場所の疾患ですが、じつは口内ばい菌が深くかかわっていたのです。

歯周病になると、歯みがきで歯ぐきから血が出ることがあります。それだけで、歯ぐきの毛細血管からばい菌が入り込み、血液とともにからだ中にまわります。歯の治療で抜歯したときに出血しても、やはり毛細血管から血流にのって、ばい菌がからだ中を駆け巡ります。

歯科医が治療の前に持病のある方に抗菌薬を飲んでもらうのは、治療のときに出血してばい菌がからだ全体にまわるリスクを抑えるためです。

歯原性菌血症と文字にすると大げさに思えますが、口の中のばい菌がからだ中にまわるのは珍しいことではありません。頻繁に起きている現象です。

それでも、からだのどこにもトラブルが起きないのは、ばい菌を食べて殺してくれる白血球や免疫による生体防御機能がはたらいて、侵入してくるばい菌をすぐに撃退してくれるからです。

しかし、からだが弱っていたり、疲労していたり、老化によって、白血球のはたらきが悪くなったりして、生体防御機能が低下してくると、ばい菌を駆除できないことがあります。とくにがんや糖尿病を患っている人、免疫不全に陥っている人の場合は、歯原性菌血症が致命的な感染症になることもあります。

たとえば、血管に侵入してきたばい菌を撃退できないと、血管の壁に炎症を起こし、血管の中にコブをつくるようになります。いわゆる動脈硬化です。コブによって血管が狭くなると、血流が悪くなり、その血管から酸素や栄養が送られている臓器に影響が出てきます。

また、コブが血管の壁からはがれ落ちると、それが血管を詰まらせる要因になることもあります。その血管が心臓につながっているなら心筋梗塞、脳につながっているなら脳梗塞を引き起こすということです。

歯周病の人は、そうでない人の約3倍も、動脈硬化からはじまる脳梗塞や心筋梗塞になる確率が上がるといわれています。

歯周病になると心臓発作のリスクが約3倍高くなる

毒出しうがいが習慣になると、心臓病のリスクも低くなります。

心臓病は、日本人の死因2位。なかでも、増加傾向にあるのが心筋梗塞や狭心症といった「虚血性心疾患」です。

虚血性心疾患は、心臓に酸素や栄養を送る血管（冠動脈）の血流障害によって起こる病気です。原因は、動脈硬化。

狭心症は、動脈硬化で血管が狭くなって血流が滞り、心筋に十分な酸素や栄養が供給されないことで発症します。心筋梗塞は、先ほど述べたように、血管が詰まって心筋が壊死してしまう病気です。

動脈硬化は、歯原性菌血症によって引き起こされます。

しかも、**歯周病の症状が重い人のほうが、ばい菌が心臓の血管にまで達している割合が多い**という報告があります。

また、バッファロー大学の研究によると、歯周病になると、歯周病になっていない人と比べて、心臓発作を起こす確率が約3倍高くなるという報告もあります。

心臓にまで達したばい菌が、心臓の内側の膜や弁膜に感染して炎症を起こすこともあります。

これが、感染性心内膜炎という病気です。

発熱、息切れ、呼吸困難、むくみ、手足のしびれや麻痺、意識障害、関節痛、筋肉痛など、さまざまな症状が起こります。

感染性心内膜炎が怖いのは、合併症を起こすと命にかかわることもあるからです。とくに心臓に持病がある人は要注意です。

歯周病になると糖尿病にかかりやすくなる

歯周病は糖尿病とも深い関係があります。

糖尿病は、予備軍も含めると日本人の5～6人に1人がかかる国民病です。

糖尿病とは、「インスリン」というすい臓から分泌されるホルモンのはたらきが悪くなる病気で、インスリンがつくられなくなる「1型糖尿病」と、インスリンの分泌が悪くなる、もしくは分泌されても効かなくなる「2型糖尿病」があります。

日本人の糖尿病患者の約9割が2型糖尿病といわれ、生活習慣病として問題視される糖尿病は、2型を対象としています。

インスリンは、血液の中を流れる糖質（分解されるとブドウ糖）を、エネルギーとしてからだに摂り込むときにはたらくホルモンです。

そのはたらきが悪くなると、ブドウ糖をうまく摂り込めなくなり、血液中に大量のブドウ糖があふれることになります。

これが、血糖値が高いという状態です。

健康な人でも、食事をすると一時的に血糖値は高くなりますが、インスリンがはたらいて糖質をエネルギーとして吸収すると、通常のレベルに落ち着きます。

ちなみに「糖尿病」という名称は、血液中にあふれた糖が尿として排出されることから付けられたものです。

血糖値が高いままの状態が続くとどうなるか？

ひとつは、血液中に糖があふれることで血管を傷つけます。

水に大量の砂糖を入れたような状態になるので、血液がドロドロになります。

そして、血管の壁に貼り付き、壁にあるたんぱく質と結びついて毒性の強い物質になります。こうなると、血管の弾力性はどんどんなくなっていくことになります。

これが、糖尿病が「血管病」といわれる理由です。

もうひとつは、糖を吸収できないことでエネルギーが不足し、少しずつからだのあちこちにダメージが蓄積されていきます。

血管の損傷とエネルギー不足。

この現象によって引き起こされるのが合併症です。

糖尿病が怖いのは、発症すると動脈硬化、心筋梗塞、失明、腎臓病、神経疾患認知症などの重大な疾患のリスクが高くなることです。

歯周病はこれまで、この合併症のひとつとして考えられてきました。

実際、糖尿病の人は、そうでない人と比べると歯肉炎や歯周炎にかかっている人が多いという調査結果が報告されています。

ところが、**歯周病になると、糖尿病になりやすいこともわかってきた**のです。

歯周病菌が起こした炎症のある組織から放出されるサイトカインという物質が、インスリンのはたらきを妨げることがわかってきました。それによって、糖尿病が引き起こされるというわけです。

ある研究によると、歯周病の患者は健康な人と比べると約2倍も糖尿病にかかりやすいという報告もあります。

つまり、歯周病を予防する毒出しうがいは、深い関係がある糖尿病予防にもつながる健康法だということです。

口の中のばい菌は腎臓を弱らせる

歯周病は、慢性腎臓病とも関連があります。

腎臓には、血液をろ過して老廃物を尿として排出する、血圧を調整する、それから血液や骨をつくるというはたらきがあります。

慢性腎臓病とは、このはたらきが悪くなる病気です。

慢性腎臓病は自覚症状がない怖い病気で、気づいたら腎不全ということも多く、末期状態なら人工的に血液の老廃物を取り除く透析治療や腎臓移植が必要になります。

現在、日本には1300万人を超える患者がいるといいます。そのうちの約33万人弱が透析患者です。

歯周病患者の腎臓が悪くなるのは、歯周病菌がからだ全体にまわったり、そのときに放出されるサイトカインによって引き起こされる動脈硬化や糖尿病などが、腎臓に負担をかけたりするからです。

カリフォルニア大学の研究では、**歯周病になると、慢性腎臓病になるリスクが約4倍も高くなる**といいます。

歯周病と腎臓病の関係は、歯周病と糖尿病と同じように、双方向に影響を与えます。

つまり、腎臓のはたらきが悪くなると、歯周病がさらに進行するということです。

免疫機能が低下することで歯周病菌の増殖が加速し、骨をつくる機能の低下で歯を支える骨が破壊されるスピードが速くなります。

慢性腎臓病になると、歯周病があっという間に進行して、歯が抜け落ちる可能性もあるということです。

慢性腎臓病は、早期ではなかなか気づけない病気だけに、毒出しうがいで歯周病を予防することが肝心です。

少なくとも**毒出しうがいなら、歯周病菌から発症する慢性腎臓病は防ぐことができます。**

早産、低体重児出産のリスクが減る

アメリカで、歯周病にかかっている人は、そうでない人より、**早産や低体重児出産のリスクが約7倍も高くなる**という論文が発表されました。これは、喫煙や飲酒、高齢出産などと比べてもはるかに高い数値です。

低体重児出産は、それだけで生まれてきた子どもを危険にさらすことになります。

早産だったとしても、妊娠期間が十分だったとしても、２５００グラム未満の低体重で生まれてくると、新生児医療が必要になります。最近の新生児医療は1000グラム以下で生まれてきても対応できるレベルに進化してきているといいます。

しかし、小さく生まれてくると、免疫力が弱かったり、重度の感染症や合併症を発症したりするリスクが高くなります。

歯周病と早産や低体重児出産との関係は完全に解明されているわけではありませんが、現段階では次のように考えられています。

陣痛は、プロスタグランジンという物質の分泌が高まることで起きます。この分泌を促進するのがサイトカイン。要するに、歯周病菌に反応してサイトカインが増えることでプロスタグランジンの分泌が促され、子宮の収縮が起き早産になるというわけです。

サイトカインの数値が高い人ほど、出産時期が早くなることもわかってきています。すなわち歯周病が重くなると、それだけ早産のリスクが高まるということです。

そもそも女性の場合、**妊娠すると、歯周病の第一段階である歯肉炎にかかりやすくなるといわれています。**妊娠性歯肉炎といわれるほどです。

原因は、妊娠すると女性ホルモンが活発になり、歯周病菌が異常増殖するからです。女性ホルモンは、妊娠後期になると、月経時の10〜30倍になるといわれています。

さらに妊娠してつわりがひどくなると、歯みがきが億劫になります。しかし、母体を守るために栄養分の補給は欠かせません。口の中には、栄養と一緒にばい菌やエサがどんどん入ってくる状況です。

これでは、口内環境は悪くなるばかり。

それでも、うがいならできます。

歯みがきはできなくても、毒出しうがいならできるのです。

歯周病を促進するホルモンが活発になっても、毒出しうがいで口の中をきれいな状態にしておけば、基本的に歯周病になることはありません。

早産や低体重児出産のリスクを抑えることもできるということです。

口の中のばい菌は関節リウマチの一因

女性ホルモンと関連の高い、骨粗しょう症も歯周病とかかわりがあります。

骨粗しょう症とは、からだの骨強度が低下することで骨がもろくなり、骨折しやすくなる病気です。

日本では、予備軍を含めて1000万人以上いるといわれ、その約9割が女性。

とくに高齢の女性に多く見られる病気として知られています。

骨粗しょう症の中でも閉経後骨粗しょう症は、骨の代謝にかかわるエストロゲンの分泌が少なくなることで発症するといわれています。エストロゲンは骨の吸収をおさえるはたらきがあるので、閉経後に分泌が急激に低下すると骨がもろくなり、歯周病にかかりやすくなると考えられています。


サイトカインは、関節リウマチとも深い関係があります。

関節リウマチは、関節に腫れや痛みが生じ、長引くと関節の変形をきたす病気で、30～50代の女性に多く発症します。

日本全国で約70万～１００万人の患者がいるといわれています。

サイトカインによって関節リウマチを発症したり、症状が重くなったりすることや、歯周病治療によって関節リウマチの症状が改善されることが明らかになってきました。

歯周病をもつ関節痛患者は、歯周病をもたない患者と比べて、関節リウマチと診断されるリスクが約2・7倍高くなることがわかっています。

逆に関節リウマチがあると、手指関節の障害により歯みがきがうまくできず、歯周病がさらに進行するともいわれており、双方向の関係が示されています。

手が自由に使えなくても、毒出しうがいなら簡単です。

歯周病はアルツハイマー型認知症を進行させる

歯周病と認知症の関係も少しずつ明らかになっています。

マウスを使った実験によると、歯周病菌を持つマウスは、そうでないマウスと比べると、アルツハイマー型認知症の進行が速いことがわかりました。

認知症で亡くなった人の脳を調べたところ、歯周病菌が見つかり、認知症とは異なる病気で亡くなった人の脳からは歯周病菌は見つからなかったという報告もあります。

アルツハイマー型認知症とは、脳が委縮するアルツハイマー病によって起こる認知症のことです。認知症の中で最も多いといわれます。

歯周病とアルツハイマー型認知症の関係は、まだ完全に解明されているわけではありませんが、少なくとも**動物実験では、歯周病がアルツハイマー病を悪化させる因子である**ことはわかっています。

歯周病菌やサイトカインが口の中の毛細血管から血流にのって脳に運ばれて、何らかの影響を与えているのではないかと考えられています。

歯周病の最終段階は歯が抜け落ちることになりますが、歯がなくなるとアルツハイマー型認知症を発症する可能性もあります。

というのは、アルツハイマー型認知症の発症には、脳の中の神経伝達物質の減少がかかわると考えられているからです。

神経伝達物質は、噛むことによる刺激で増えます。

噛むことで脳が活性化することもわかっています。

つまり、歯がなくなると、脳を活性化する術をひとつ失うことになるのです。

自分の歯が残っている本数が少ない人ほど、脳の萎縮が進んでいたという報告もあります。残っている歯の本数と認知能力の低下には、密接な関係があるとされています。

それだけ、歯周病にかかるとアルツハイマー型認知症を発症するリスクが高まるということです。

毒出しうがいで健康寿命が延びる

毒出しうがいで健康寿命も延びます。

寝たきりの高齢者が増えている原因のひとつといわれているのが、口腔機能の低下。

具体的には、**自分の歯がなくなり、口のまわりの筋肉が衰えて噛む力がなくなり、唾液の分泌量が低下することで、寝たきりのリスクが高くなる**といわれています。

口腔機能が衰えると、生活の質が落ちて精神的にも肉体的にもダメージを受け、老化が加速します。

その理由のひとつは、口腔機能が低下すると食べ物が限定されてくることです。栄養が偏ったり、エネルギーが不足したりするようになると、筋力や免疫力が低下します。

筋力が落ちて運動機能が低下すると活発に動けなくなります。バランスを崩して転倒するリスクも高くなります。

転倒して骨折すると、寝たきりのはじまり。「要介護」と認定される要因はいろいろありますが、骨折・転倒は全体の約10%を占めています。

免疫力が低下すると、さまざまな病気にかかりやすくなります。

口腔機能が衰えると、食べることにも、話すことにも消極的になります。自分の歯で食べるほうが味覚を楽しめるといいます。

運動機能が衰えたり、病気になったりすると、人と会うのもおっくうになります。不活発な生活が続けば、体力とともに脳も衰え、認知機能の低下にもつながります。

人と交流する機会を失うと、みんなで食べたり、話したりして口を使うことが少なくなって、さらに口腔機能は低下します。

口の中の機能が衰えることは、悪循環のはじまりなのです。

厚生労働省と日本歯科医師会が口腔機能の低下に対する意識を高めるために最初に取り組んだのが、２００５年からスタートした「８０２０運動」でした。80歳で20本以上の歯を保ちましょうという活動です。

それに加えて、２０１５年から提唱されているのが、「オーラルフレイル」という新たな考え方です。

滑舌低下や食べこぼし、わずかなむせ、嚙めない食品が増える、口が乾燥するなど、具体的な症状を提示して、幅広い世代に対して早くから口腔機能を維持することを進めています。

毒出しうがいなら、口腔機能の低下を防げます。

まず、口の中をきれいに維持することで、歯を失うリスクを減らせます。そして、口のまわりの筋肉を鍛えることで噛む力を維持することができます。噛む力が衰えなければ食事にも、会話にも積極的になるので、唾液を分泌する機能も維持することができます。

つまり、**毒出しうがいが習慣になると、健康で長生きできる確率が高くなるということです。**

高齢者死因1位肺炎の原因は口内ばい菌？

口の中のばい菌は、高齢者の死亡要因とも深くかかわりがあります。

高齢者の死因でもっとも多いのが肺炎です。肺炎は、日本の死亡原因の4位ですが、65歳以上の高齢者に限るとトップになります。


その原因は、口の中のばい菌。

わたしたちは寝ているときにも唾液などを飲み込む嚥下反射が起きています。

健康な人でも寝ているときは嚥下機能が低下しますが、とくに高齢者や寝たきりの人は、その機能が落ちるといいます。

さらに**高齢者の場合、気道の粘膜にある綿毛の活動が低下しているため、ばい菌を吸引しやすくなっています。**


唾液とともに飲み込んだばい菌が胃に入ればいいのですが、嚥下反射が低下していると、知らないうちに気管支や肺に入り込んでしまうことがあります。

それが誤嚥という症状です。

健康な人でも、約50％の人が睡眠中に誤嚥が起きており、アルコール依存症患者や薬物の乱用者、てんかんのある人は誤嚥が多いといいます。

間違って気管支や肺にばい菌が入り込んでも、健康な人なら、細胞にある防御機能がばい菌を撃退してくれます。

ところが高齢者は防御機能のはたらきが低下しているため、肺に到達したばい菌が増殖し、炎症を起こしてしまいます。

それが、誤嚥性肺炎です。

症状が重いときは、命を奪われることもあります。

高齢者の誤嚥性肺炎を予防するには、脳血管障害などの疾患や寝たきりにならないようにすることですが、直接的な原因となる口の中のばい菌を減らしておくことも大切。

寝る前に口の中をきれいにするだけで、誤嚥性肺炎のリスクを大きく軽減することができます。

誤嚥性肺炎の原因も、元をたどればプラークのなかのばい菌たち。プラークをつくらなければ引き起こされることはありません。

誤嚥性肺炎を予防するためにも、毒出しうがいは効果的なのです。

口呼吸から鼻呼吸でインフルエンザが激減

それでは、以下の質問に○か×かで答えてください。

○口が乾きやすい
○口内炎がよくできる

○唇が乾燥して出血することがある
○舌の先端が赤くなっている
○よくのどが腫れる
○イビキをかきやすい
○気づいたらいつも口が開いている
○口臭が気になる
○猫背である

ひとつでも○と答えた人は、口呼吸か、もしくは口呼吸と鼻呼吸を併用している可能性がある人です。

じつは、**日本人の多くが口呼吸です。**

人間は、本来は鼻呼吸が基本です。進化の過程で声を出したり、会話したりするために口でも呼吸できるようになったのです。

口呼吸になると、つねに口が開いた状態になります。

開いていると、当然ですが、外からどんどん細菌やウイルスが飛び込んでくることになります。しかも、口の中が外気にさらされることで、細菌やウイルスを洗い流してくれる唾液が乾燥してしまうことにもなります。

唾液の効果がなくなると口の中のばい菌たちが暴れるようになります。

たとえば、いつも口が開いていると、前歯の虫歯が増えます。

歯の表面を覆っているミネラル成分は食事の度に溶かされていますが、虫歯にならないのは、すぐに唾液によってミネラル分を補強してくれるからです。

これが、唾液の再石灰化という作用です。

しかし、口が開いていて乾燥すると、その効果も期待できなくなります。

女性で、前歯に口紅が付きやすいという方は要注意です。

歯ぐきも、唾液の殺菌作用で守られています。口の中が外気にさらされて歯ぐきが乾燥すると、腫れて赤くなり、歯周病になる可能性が高くなります。

口呼吸だと、インフルエンザやアレルギーなどにも感染しやすくなります。鼻呼吸なら、鼻毛や鼻の中のフィルターを通ることで入ってきた細菌やウイルスをからめとることができますが、口呼吸だとのどや気管にダイレクトイン。

福岡のある小学校では、**口呼吸から鼻呼吸にするトレーニングをしたことで、インフルエンザにかかる子どもが激減した**といいます。

鼻呼吸にするためのトレーニングをはじめる前は、例年40%近くの子どもがインフルエンザにかかっていたそうですが、いまでは5%以下。インフルエンザによる学級閉鎖もほとんどなくなったそうです。

口呼吸になるのは、姿勢や口の構造的な問題などもありますが、誰でも意識して改善できる原因をあげるとすると、口のまわりの筋肉が弱いことです。

口のまわりの筋肉も、からだの他の部位の筋肉と同じように、使わなければ衰えます。しかも、下半身の大きな筋肉ほどではありませんが、加齢とともに衰えます。また、他の筋肉と同じように、何歳になっても鍛えれば強くなります。

毒出しうがいは、口の中をきれいにすることが第一の目的ですが、同時に口のまわりの筋肉を鍛える効果もあります。

毒出しうがいにチャレンジすると、すぐにわかりますが、毒出しうがいは口が疲れるうがいです。はじめての人は驚くと思います。

毒出しうがいは、それだけ、口のまわりの筋肉を使ったうがいだということです。

疲れるのは筋肉が衰えているからです。

といって、口のまわりの筋肉を、腕や足、胸などの筋肉のように意識して使っている人はいないでしょうから、衰えていることに落ち込むことはありません。慣れるまでは、口が疲れるのは普通です。

それより、口のまわりの筋肉を使っていることを実感してください。

「これは、口の筋トレですか?」

そんなことを、毒出しうがいを指導した患者さんから言われたこともありました。ある意味、正解です。

毒出しうがいは、やればやるだけ、口のまわりの筋肉が確実に強くなります。

睡眠時無呼吸症候群のリスクが減る

口呼吸の人は、睡眠時無呼吸症候群になりやすくなります。

睡眠時無呼吸症候群とは、寝ている間に何度も呼吸が止まる病気です。

具体的には睡眠中に10秒以上の呼吸停止が1時間に5回以上、7時間の睡眠なら30回以上ある状態を睡眠時無呼吸症候群といいます。

自覚できる症状としては、昼間に眠気に襲われる、熟睡した感じがしない、朝起きたときに頭が痛い、などがあります。

寝ているときのからだへの負担が、昼間の仕事に影響を及ぼすこともあります。

バスやトラック、タクシーなど運転を仕事にしている人の場合、急な眠気で大事故になることもあります。


口呼吸の人が睡眠時無呼吸症候群になりやすいのは、舌が呼吸の邪魔にならないように、ふだんから後方に位置しているからです。寝ているときは筋肉が緩められるので、舌はさらに後方になります。

そうすると、気道をふさいで呼吸がしづらくなります。

舌の位置は、構造的な問題ではなくて、口呼吸という習慣によって決まったものです。

つまり、鼻呼吸に移行できれば、正しい位置に戻すことは可能だということです。そのためには、毒出しうがいで口のまわりの筋肉を鍛えることです。

そうすれば、口呼吸から鼻呼吸に移行することができるし、睡眠時無呼吸症候群の発症リスクを抑えることができます。

毒出しうがいで、どれだけ口のまわりの筋肉が鍛えられるのか。

どれだけ筋力がアップしたかは、ペットボトルを使って簡単にチェックできます。

①空のペットボトルを机の上におき、歯を使わないで唇だけでくわえます。

②くわえたまま持ち上げます。

③持ち上げられたら、ペットボトルに水を少し入れて、同じように唇にくわえて持ち上げます。

④持ち上げられたら、さらに水の量を増やして挑戦します。

口のまわりの筋肉が強くなってくると、水の量がどんどん増えていきます。

毒出しうがいをはじめたばかりのときは、少しの水を入れただけでも持ち上げられないと思います。しかし、継続すると持ち上がるようになります。少しでもペットボトルの水の量が増えてくれば、口のまわりの筋肉が鍛えられてきたという証拠です。

毒出しうがいで唾液量が増える

毒出しうがいが習慣になると、唾液量も増えます。

ここまで何度も唾液が口の中を守ってくれる話が出てきましたが、唾液はわたしたちの健康な生活に欠かせないものです。

唾液には、食べ物を飲み込みやすくする消化作用の他に、洗浄作用、抗菌作用、歯の再石灰化作用、粘膜保護作用、免疫作用などがあります。

さらに唾液に含まれる物質が認知症予防につながることもわかってきました。唾液腺から分泌されるＮＧＦという物質が増えると、脳細胞が破壊されなくなり、破壊されても細胞が修復されやすくなるといわれています。

また唾液には、老化の天敵である活性酸素を除去するはたらきがあることもわかってきています。

人間のからだにとって万能薬ともいえる唾液。

その効果を発揮するには、十分な量を毎日分泌することです。健康な人の場合、1日に約1・5リットルの唾液が出るといいます。

ところが、唾液の分泌量は、加齢とともに少なくなってきます。

原因のひとつが、口のまわりの筋肉の衰えです。

噛む力が弱くなったり、噛む回数が減ったりすると、刺激が低下し唾液の分泌量は少なくなります。この現象は高齢の人たちばかりではなく、若くても、噛む力が弱くなっている人は、唾液の分泌量が少なくなります。

その証拠に、これまで高齢者に多かった、口が乾く「ドライマウス」という病気を発症する年齢層がどんどん下がってきています。

唾液量が少なくなれば、口の中のばい菌や食べかすを洗い流せなくなるし、ばい菌を退治することもできなくなります。そのままにしておくと、8時間後にはプラークができるということです。

さらに歯を守る作用も弱くなるので、それだけ虫歯や歯周病になるリスクが高くなるし、口臭も気になりはじめることになります。

唾液の分泌量を増やすにも、毒出しうがいです。

毒出しうがいで口のまわりの筋肉を鍛えると、噛む力が強くなります。

自ずと唾液の分泌量が増えるということです。

口のまわりの筋肉が鍛えられて顔が若返る

毒出しうがいには、じつは美容効果もあります。

というのは、口のまわりの筋肉が鍛えられることで、ほうれい線の予防につながるからです。

ほうれい線は、固定化された深いしわではなく、ほほの筋肉が衰えて重力によってたれ下がる、たるみによってつくられる境界線です。つまり、衰えた筋肉を鍛えてあげるとうすくなるということです。

もちろん、ほうれい線がない人なら、衰えないように筋力を維持すれば、ほうれい線が出てくることはほぼありません。

「ほうれい線がうすくなる毒出しうがい」は、上、下、右、左のうがいに合わせて同じ方向に顔を向けてうがいする方法です。

口のまわりの筋肉は首や肩の筋肉ともつながっているため、同時に刺激すると、より口のまわりの筋肉を維持することになります。

上下右左を向きながら行う毒出しうがいで口のまわりの筋肉を鍛えると、表情をつく

ほうれい線がうすくなる
毒出しうがい

1

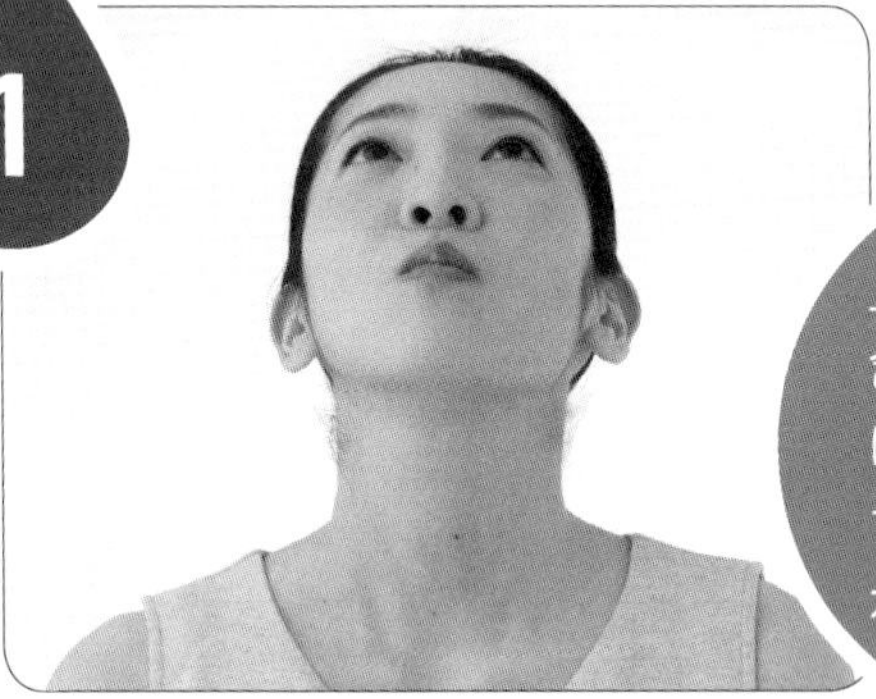

上を向いて、口に含んだ水を上の歯に強くぶつけます。10 回ぶつけたら、水を吐き出します。

2

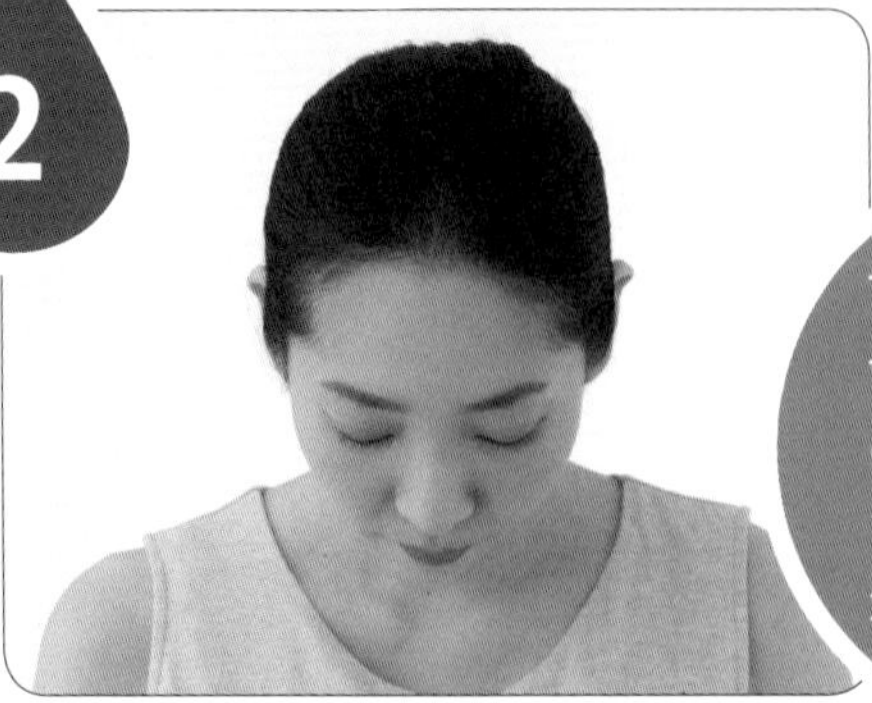

下を向いて、口に含んだ水を下の歯に強くぶつけます。10 回ぶつけたら、水を吐き出します。

3

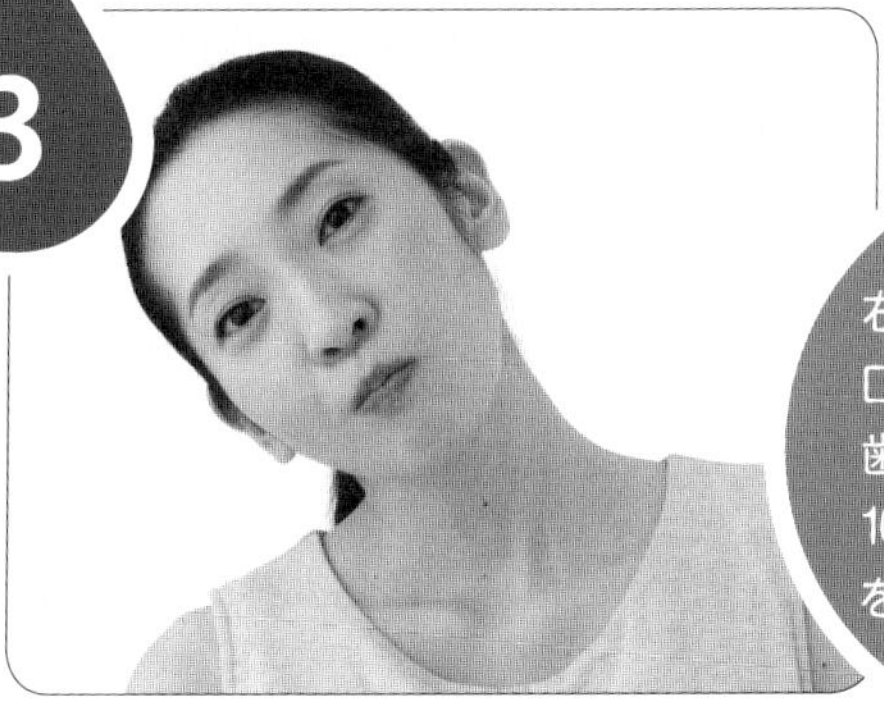

右に、顔を傾むけて口に含んだ水を右の歯に強くぶつけます。10 回ぶつけたら、水を吐き出します。

4

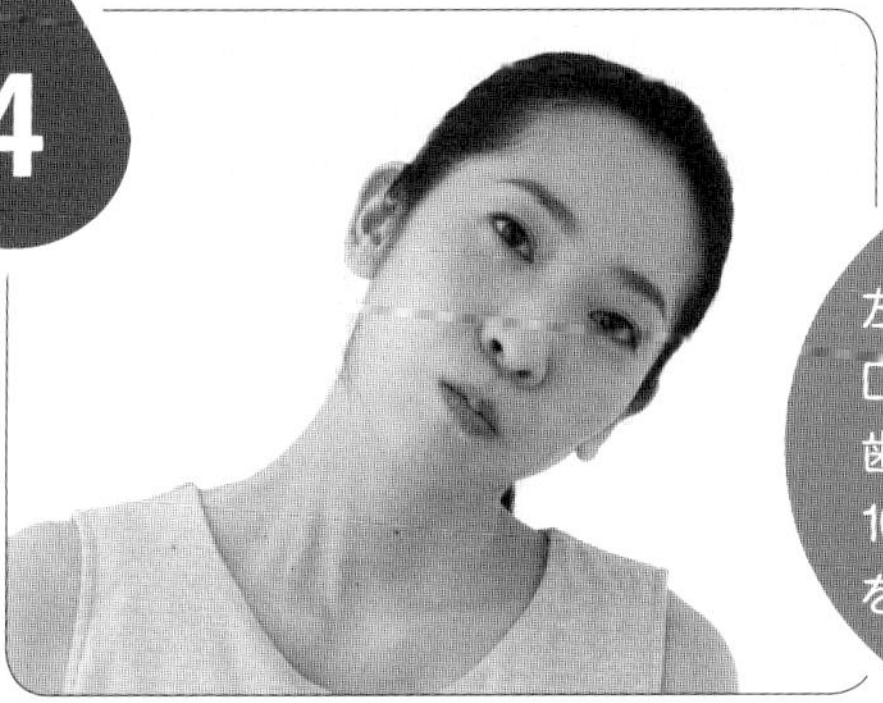

左に、顔を傾むけて口に含んだ水を左の歯に強くぶつけます。10 回ぶつけたら、水を吐き出します。

る筋肉の中心となる口輪筋が強くなります。口輪筋が元気になると口角も上がり、表情も豊かになります。

毒出しうがいの美容効果には、小顔効果、ほうれい線予防、目の下のたるみの改善などがあげられます。

毒出しうがいは、からだを中から健康にするだけでなく、見た目も美しくなる健康法でもあるのです。

PART 4

これで完璧！毒出しうがい

寝る前にデンタルフロス、1日1回緑茶で毒出しうがい、
食後だけでなく、いつでもどこでも毒出しうがい。
基本の毒出しうがいプラスアルファで、
その効果は最大限になります。

1日1回、緑茶で毒出しうがい カテキン効果でばい菌を一掃する

もちろん、水以外でも液体なら、口に含んで毒出しうがいができます。

ただし、毒出しうがいに適しているものと、そうでないものがあるので注意するようにしましょう。適しない液体を使うと、効果が出ないどころか、口の中を傷つけることもあります。

水以外で、毒出しうがいにもっともおすすめなのは、緑茶です。

食事のときに水はなくても、お茶ならあるというときもあります。そういうときは、迷わず緑茶で毒出しうがいをしましょう。

緑茶には、カテキンという抗菌作用のある成分が含まれています。

カテキンはフラボノイドの一種で、緑茶を飲むと苦みや渋みを感じるのは、このカテ

キンが含まれているからです。

カテキンは、ほとんどの日本茶に含まれていて、とくに多く含まれているのが緑茶といわれています。

つまり、ウーロン茶でも紅茶でも毒出しうがいはできますが、カテキン効果をプラスしようと考えるなら、緑茶が一番ということです。

緑茶で毒出しうがいをすると、抗菌作用によって口の中のばい菌を減らしてくれるので、虫歯や歯周病になるリスクが抑えられるし、口臭も気にならなくなります。

ただし、最大限の緑茶効果を期待するなら、市販されているペットボトルの緑茶ではなく、急須で煎れた緑茶を利用するようにしましょう。

ある研究によると、急須で煎れた緑茶のほうが、ペットボトルの緑茶より2・5倍もカテキンが含まれていると報告されています。

水なら何回うがいしても歯に色はつかない

ここで、抗菌作用のある緑茶のほうが水より効果的なのでは？ という疑問が生まれてくると思います。たしかに、緑茶で毒出しうがいをすると、口の中のばい菌や食べかすを洗い流す以外の効果もあります。

しかし、問題がひとつあります。

それは、茶渋が歯に付きやすいことです。

どんなに毎日歯みがきをしても、歯を白くする処置（ホワイトニング）をしない限り、歯は少しずつくすんできたり、黄色くなってきたりします。色が濃くなりすぎると、虫歯を発見できないこともあります。

これは、食べ物や飲み物に含まれている色素が、長期間にわたって歯の表面に沈着していくからです。

この現象を、ステインといいます。

歯に付着しやすい色素を含むものは、以下のようなものです。

○赤ワイン
○チョコレート
○ココア
○果物（バナナ、りんご、柿など）
○コーヒー
○緑黄色野菜

緑茶もそのひとつです。
茶渋に含まれるタンニンはステインになりやすい物質とされています。また、殺菌作用があるカテキンもステインの原因になるといわれています。

着色しやすい口腔環境もあります。

たとえば、体質的にエナメル質の部分が凸凹している人や口の中が乾いてしまうドライマウスの人、嘔吐癖がある人、それから虫歯のかぶせ物や詰め物がプラスチックの人などは、歯に色がつきやすくなります。

口を開いたときに歯の色が気にならない人なら、毎回緑茶で毒出しうがいをするのもいいでしょうが、やはり、歯は白いほうがいいですよね。

ですから、**緑茶で毒出しうがいをするなら、1日1回。**

毒出しうがいで取りそこなったばい菌を退治するのが目的ですから、これで十分に口の中をきれいに保つことができます。

うがい専用液より水、お酒はNG

洗口液やマウスウォッシュ、デンタルリンスなどと呼ばれるうがい専用液も、当然ながら、毒出しうがいに適した液体です。

口臭予防、虫歯予防、歯周病予防など、目的別にさまざまな商品が市販されているので、利用したことがある人もいるのではないでしょうか。

うがい専用液も、緑茶と同じように水よりプラスアルファの効果を期待できます。

しかし、難点は、口に含んだときに刺激の強い成分を含んだ液体が多いことです。

刺激が強すぎると、口の中で何度もクチュクチュうがいするのが難しくなります。刺激を我慢して使うと、口の中の粘膜を傷つけることもあります。とくに粘膜が弱っている高齢の方は注意が必要です。

同じ理由で、ヨード系のうがい薬（茶色）も、毒出しうがいに適した液体とはいえません。また歯にべっとり色がつくこともあります。

のどをゴロゴロするうがいには適した液体かもしれませんが、口の中で何度もクチュクチュすると粘膜を傷めてしまいます。

うがい薬なら、最近、処方されることが多くなった、緑色をしたクロルヘキシジン系なら毒出しうがいに使ってもかまいません。

ただし、洗口液もうがい薬も、1日何度も毒出しうがいに使うと、口の中のためにはたらいてくれている常在菌まで殺してしまうことになるので、1日1回程度にしておきましょう。

炭酸水も刺激が強すぎます。

炭酸水にはうがい専用液のような抗菌効果もないので、毒出しうがいにはおすすめしません。

うがいの話をすると、アルコールが好きな人は、ビールやお酒ではどうですか?と冗談で言われる方がいます。なかには「アルコールには殺菌効果があるからいいよね」と真顔で言う人もいます。

アルコール飲料は、毒出しうがいには使用しないでください。

というのは、アルコール飲料には糖分が含まれていることが多いからです。

糖分は、口の中のばい菌が大好きなエサになります。

どれだけ丁寧に毒出しうがいをしても、口に含んだアルコールを完全に吐き出さなければ、歯や歯のまわりに付着して、プラークをつくる材料になります。


食後のコーヒーでと考える人もいるかもしれません。

コーヒーも、毒出しうがいには適さない液体です。

コーヒーは油脂なので、がんばって口の中でコーヒーを歯にぶつけても、歯に貼り付いてしまいます。これでは、アルコールと同じようにばい菌のエサを、口の中に残すことになります。


毒出しうがいに適した液体をまとめると次のようになります。

◎水（歯にしみるほどの冷水でなければＯＫ）

○緑茶（ウーロン茶や麦茶でもいいが、緑茶がベスト）
○△洗口液（刺激が強すぎるタイプはＮＧ）
○△うがい薬（クロルヘキシジン系ならＯＫ）
×炭酸水
×アルコール
×コーヒー

毒出しうがいには水がもっとも適しています。

さらに効果を高めたいときは、１日１回、緑茶や刺激の少ない洗口液を利用するようにしましょう。

うがいした水は飲み込んでもＯＫ

毒出しうがいのメリットのひとつは、水さえあれば、いつでもどこでもできることです。

歯みがきのように洗面所へ行かなくても、デスクに座ったままでも、レストランや料理店の椅子に座ったままでも、自宅なら食卓の椅子に座ったままでも、ソファに座ったままでもできます。

クチュクチュという音さえ気にしなければ、どこでもできます。

まわりにお客さんがいる状況で、どうしても音が気になるなら、お店の外に出て、歩きながら毒出しうがいするのもいいでしょう。

毒出しうがいがどこでもできるのは、歯みがきのように口をゆすいだ水を、必ずしも捨てる必要がないからです。

毒出しうがいのときに口に含んだ水は、飲み込んでもＯＫです。

もちろん、飲み込むのに抵抗がある人は捨ててください。

毒出しうがいの後は、捨てるか、飲み込むか。

どちらかの方法で、クチュクチュと洗い流したばい菌や食べかすを、口の中に残さないようにしましょう。

飲み込んでもかまわないのは、洗い流したものは、そもそも口の中にあったものだからです。食べかすにしても、さっきまで食べていたものが歯や歯のまわりに付いただけですからね。

たとえ、ばい菌を吐き出さずに飲み込んだとしても、健康な胃なら、胃液に含まれる胃酸という消化液が撃退してくれます。ただし、飲み込んでいいのは、水や緑茶など、本来、飲み物として利用するものだけです。

歯みがき後の毒出しうがいは、ごろごろうがいも必須

毒出しうがいが習慣になると、歯みがきは不要です。

といっても、習慣になっている歯みがきを無理にやめることはありません。生活のリズムもあるでしょうし、歯みがきすることで気分転換になることもあるでしょうから、1日3回食後の歯みがきを欠かせない人は、そのまま続けてかまいません。

ただし、**歯みがき後に毒出しうがいをするようにしましょう。**

PART2の章で述べたように、日本人の約9割はうがい下手。歯みがきの後に軽くゆすぐ程度では、せっかくブラッシングで落としたプラークや食べかすを、口の中に残してしまうことになります。

毒出しうがいなら、ブラッシングで落としたプラークや食べかすをきれいに洗い流せます。このときは、口に含んだ水は飲み込まずに吐き出してください。

それから、歯みがき後の毒出しうがいの場合は、上、下、右、左の4方向を洗い流した後に、ごろごろうがいを欠かさず行いましょう。

ごろごろうがいは、風邪やインフルエンザウイルスなどの感染を予防するために、のどの近くをきれいにするうがいです。

口の奥、のどのあたりまで水が届くように上を向いて、そこで水をまわします。うがいというと、このごろごろうがいを思い浮かべる人は多いかもしれません。

歯みがき後の毒出しうがいには、このごろごろうがいが必須です。

というのは、歯みがきで歯や歯ぐきをブラッシングすると、口の中の奥まで歯みがき粉が飛び散るからです。それをきれいに洗い落とすために、ごろごろうがいが必要なのです。

歯みがき後に軽くゆすいだだけできれいに洗い流せないのは、それも理由のひとつです。

歯みがき粉に期待するな

歯みがきについても少し話をしておきましょう。

歯科医の中では、歯みがきに歯みがき粉を使わない人も多いです。

歯ブラシに何もつけず、時間をかけて1本1本の歯を丁寧にみがいていきます。歯みがき粉をつけないのですから、口をゆすいだ後に歯みがき粉が口の中に残ることはありません。

先ほど、歯みがきの後に毒出しうがいをするという話をしましたが、歯みがき後は軽くゆすぐくらいがいいという説もあります。それは、きれいにゆすいでしまうと、歯みがき粉に含まれている成分が流れてしまうからだといいます。

歯みがき粉に含まれている成分でよく知られるのは、フッ素だと思います。

歯は食事をすると表面が溶けますが、唾液に含まれるミネラルによってすぐに元に戻ります。これを再石灰化といいますが、フッ素には、唾液のミネラルを歯に沈着しやすくするはたらきがあります。

また、虫歯は、プラークの中でつくられる酸によって歯が溶かされる病気ですが、フッ素には歯を酸から守ったり、酸の生成を抑えたりするはたらきもあります。

ここまで見ると、フッ素入り歯みがき粉は虫歯予防にすぐれているように映ります。

しかし、歯みがき粉に含まれるフッ素の量は微量で、しかもそのフッ素が有効なのは、歯が成長している段階の子どもの歯に限定されます。

大人の歯には、ほとんど効果がありません。効果があるとしたら、歯周病で歯ぐきがやせてしまい、本来歯ぐきで覆われている部分が露出してしまっている「根面《こんめん》う蝕《しょく》」のときです。患部にフッ素を塗る事で効果があるといわれています。

つまり、**フッ素に関していうならば、毒出しうがいではい菌や食べかすと一緒に洗い流してもいい**ということです。

そもそも、歯の表面にばい菌や食べかすが残っていると、フッ素が歯の表面まで届かないといわれています。

歯みがき粉に含まれている成分としては、研磨剤にも注意が必要です。

みなさんは、歯をみがくときに、手にどのくらい力を入れていますか？

ごしごしと力強くみがいているとしたら、研磨剤は逆効果。

ただでさえ、歯の表面を傷つけているうえに、さらに深く傷つける可能性があります。歯に傷がつくと、そこにばい菌や食べかすが溜まりやすくなります。


研磨剤が多く含まれているのは、歯を白くする目的の歯みがき粉です。

最初に残念な話をしておきますが、日本で市販されている歯みがき粉では、歯は白くなりません。せいぜい、タバコのヤニを落とすくらいのもの。漂白作用が強い歯みがき粉は、日本の薬事法では通らないからです。

日本の歯みがき粉でできるのは、歯の表面についているステインを落とすだけ。本来の自分の歯の色に戻るだけです。

歯の色は、加齢とともに少しずつ黄ばんできます。歯は、象牙質の上をエナメル質が覆う二重構造になっていて、年齢とともに象牙質が厚くなります。象牙質は黄色くて、エナメル質は曇りガラスのようなものです。つまり、加齢とともに象牙質が分厚くなることで黄色く見えてくるということです。

要するに、50歳の人が「歯が白くなる」という日本の歯みがき粉でどんなにみがいても、20歳のころの白い歯に戻るわけではないのです。

歯を白くするには、歯科医院へ行って、エナメル質の表面を変質させて曇りガラス機能を高めるホワイトニングという処置をしてもらうか、漂白作用の成分が含まれている海外の歯みがき粉を輸入するか。

海外の歯みがき粉に関しては、欧米人と比べるとエナメル質が薄い日本人にはあまりおすすめできません。

歯みがき粉に含まれている発泡剤にも問題があります。

というのは、発泡剤が多いと泡だちがよくなって、うまくみがけていないのに、みがけている気分になるからです。

もしかすると、日本人が歯みがき下手の要因のひとつなのかもしれません。

電動歯ブラシについても、少しだけ話しましょう。

電動歯ブラシを使うと、歯の表面のばい菌や食べかすを落とすのはらくになりますが、やはり歯と歯の間や歯と歯ぐきの間などは、うまく扱えないとみがき残しになります。

わたしが、おすすめするのは、音波水流という機能が付いている、電動歯ブラシ。これは、ブラシが届きにくい歯と歯の間のばい菌や食べかすを水で洗い流すというものです。まさに、電動毒出しうがいといったところです。

ここまで話してきたように、正しい歯みがきを続けたいなら、歯科医に指導してもらった方法で、歯みがき粉をつけずに行うことです。


プラークをきれいに落とせない歯みがきを続けるくらいなら、その時間を毒出しうがいに使ったほうが、よほど口の中はきれいになります。

口の中のばい菌は果物が大好き

毒出しうがいは、ばい菌にエサを与えないために食べかすを洗い流します。

さらに、虫歯や歯周病、そこから派生していくからだ全体の病気のことを考えると、エサそのものを口の中に入れないという考え方もあります。

ばい菌のエサになるのは、糖質です。

糖質が多く含まれるのは、お米やパン、麺類、インスタント食品、菓子類、果物類、野菜でもじゃがいもやさつまいも、カボチャなどは多く含まれています。

逆に少ないのは、肉類、魚介類、野菜など。

単純に考えると、糖質ダイエットではありませんが、糖質を制限することで、口の中のリスクを減らすことはできます。

この糖質を抑えた食生活に転換するという視点から、いくつか述べておきたいことがあります。

ひとつは、果物に含まれる果糖を侮らないことです。

糖質を制限するために甘いものを控えている人にとって、果物は魅力的です。しかし、そこにはワナが待っています。

というのは、脳には、果糖のリミッターがないといわれているからです。ブドウ糖を摂るとインスリンを分泌し、血糖値が上昇することで脳は満腹感を感じます。ところが、果糖はほとんどが肝臓で代謝され、インスリンを必要としないので、血糖値を上げません。要するに、いくら食べても満腹感を得られないということです。逆にいうと、いくらでも食べられるということです。摂取しすぎることで脂肪が蓄積され肥満などにつながると考えられています。そして、果糖は清涼飲料水やアイスクリームなどに使われる異性化糖にも含まれています。

ただでさえ糖質が多い食べ物なのに、制限なく食べたら、口腔環境が悪くなるばかり。糖質制限を推薦している医師も、果物はあまりからだによくないという方が多くいます。とくに厳しく指摘しているのが、糖質制限しているからといって、ご飯の代わりに果物を食べることです。

糖質制限ダイエット中に白米を摂りすぎるのはよくありませんが、白米の代わりに果物を食べるのは、もっとＮＧ。

理由は、果物から糖分を摂ると際限なく食べる可能性があるからです。

果物の多くに含まれるビタミンＣや食物繊維、酵素は良質でからだにいいものです。ただ、からだに必要な量は決まっていて、それ以上摂ってもムダになるだけ。しかも、果物を摂れば摂るほど、果糖はどんどん蓄積されていきます。

果糖の視点以外で注意したいのが、柑橘系の果物。

柑橘系の果物は、食べかすが残ると、歯を溶かしてしまうこともあります。

柑橘系の果物の食べかすが口の中に留まると、酸性度が強くなります。酸が強くなると歯のミネラル分が溶けだしますので適量におさえる注意が必要です。

虫歯菌がつくる酸でなくても、歯が溶けることもあるのです。

もちろん、**毒出しうがいで食べかすをきれいに洗い流しておけば、歯が溶けることはありません。**

スムージーは、歯に危険な飲み物

果物を摂るのは、健康的でおしゃれなイメージがありますが、歯科医としてスムージーはあまりおすすめしません。

さまざまな点から見ても、口内環境を悪くする要素が多い飲み物です。

ひとつは、歯や歯のまわりに付着しやすい飲み物であることです。

ドロドロした液体状のものは、それだけで歯や歯のまわりに付着しやすくなります。

しかも、液体なので、飲んだ後にうがいも歯みがきも必要なしと考えている人が多いのも問題です。

もうひとつは、噛まずに飲み込むことです。

唾液は噛むことでよく分泌されます。唾液が少なければ、口の中の自浄作用のはたらきが悪くなります。それに、噛まないと満腹中枢が刺激されにくく、よけいに糖分を摂る可能性が出てきます。ダイエットの観点からもよくない状況です。

最近、若い女性の口内環境が悪くなっているといわれますが、スムージーも、その要因のひとつかもしれません。

スムージーに限らず、最近は食べ物がやわらかくなってきているのも気になるところです。とにかく噛まない食事が増えました。

子どものあごの発達不足もそのためで、日本人の噛む力が弱くなってきているといわれています。

ほんの100年前の日本人は、1回の食事で咀嚼する回数は1000回以上だったといいます。今の日本人の食事で1000回を超えることはないといいます。カレーライスだと300〜400回で食事が終わります。

ちなみに、縄文時代の人たちは1回の食事で4000〜5000回も咀嚼していたそうです。

噛む力が弱くなると、口のまわりの筋肉も弱くなります。

つまり、口呼吸が増えているのは、噛まない食事が多くなってきているのも原因のひとつなのです。

糖質の摂り過ぎは、口内環境を悪くする

アルコールも気をつけたい飲み物です。
アルコールそのものは口腔機能に害を及ぼすものではありません。しかし、糖分が含まれているものが多いので、やはり飲みすぎには注意が必要です。

さらにお酒で注意したいのは、飲みすぎて酔っぱらってしまうと、うがいも歯みがきもせずにそのまま寝床につくことがあることです。歯にたっぷり糖が付いた状態で眠れば、朝にはしっかりプラークができていることになります。

口のまわりの筋肉を鍛えたり、唾液の分泌を促したり、さらには口臭予防になるという意味で効果があるとされるのが、ガム。
ただし、添加物はよく吟味するようにしましょう。

糖分が入っているガムは、嚙めば嚙むほど糖分を吸収することになるので逆効果。味が長続きするガムには、ほとんどの場合、人工甘味料が含まれているので、摂りすぎると健康を害する恐れがあります。

甘味料で、唯一、口腔環境を悪くしないとされているのがキシリトールです。キシリトールは、口の中のばい菌のエサにならない糖で、虫歯菌の活動を弱めるはたらきがあるといわれています。

今のところ、口腔環境にいいのはキシリトール入りのガムだけ。しかも、キシリトールの濃度にこだわってください。目安は50％以上。ただキシリトール95％成合でも残りの5％に砂糖が含まれていると虫歯予防にはつながりません。

糖質を控えるという意味では、甘いものを控えるのは基本です。口の中だけでなく、からだ全体の健康のことを考えても、甘いものの摂りすぎはよくありません。**甘い飲み物や食べ物を摂ると、それだけ口の中の病気や、そこから派生す**

るからだ全体の病気のリスクが高まります。

甘いものを摂る度に毒出しうがいをして、そのリスクを軽減することはできても、完全に消し去るのは難しいものです。

食事の途中でも毒出しうがい

口の中をきれいに維持するためのわたしの食習慣を少しだけ紹介しましょう。

わたしは、唾液が多く出るような食事を心がけています。口内で唾液がたくさん出ないと消化酵素が出ないからです。

食事はまず野菜から食べます。

今は常識的に生野菜から食べなさい、と言われていますよね。これは咀嚼回数を増やすためであり、噛む回数が増えれば、唾液も多く出て、それによって消化酵素が増え、その状態で食べ物をからだの中に送り込むことができ、胃腸の負担も少なくてすむからです。

①野菜
②メイン（肉・魚）
③ご飯

この順番を守っています。

そして、食べ終わったら毒出しうがいをします。

わたしの場合は、食事の途中でもうがいをします。

食べ物を飲み込むときに、クチュクチュと口を動かしたほうがもっと唾液が出てくるので、途中でお茶を飲むときにもクチュクチュとうがいしています。

できるだけ**口の中にばい菌やエサを溜めないで流したほうがいいという意味で、食事中でも、よく毒出しうがいをしています。**

音は控え気味に、うがいの水は飲み込んでいます。

毒出しうがいは、1日3回といわず、食べる度に、飲む度に行うのが理想的です。

水さえあれば、いつでもどこでもできるのが毒出しうがい。できると思ったときは、すぐにクチュクチュはじめましょう。

タバコの害は毒出しうがいでも防げない

喫煙習慣がからだに害を及ぼすことは、よく知られています。

口内環境にとっても、喫煙はおすすめできない習慣です。

タバコは、歯周病の危険因子の中でも、もっとも悪い因子といわれています。海外では、喫煙を理由に診療を拒否されたり、診る条件に禁煙を求められたりするケースが増えてきているほどです。

○タバコに含まれるタールが歯に付着するとプラークや歯石が付きやすくなる
○唾液の分泌が悪くなって、再石灰化が行われにくくなる
○タバコに含まれるニコチンが免疫力を低下させる
○ニコチンが血管を収縮させて酸素や栄養分の供給が不足する

タバコは、歯周病にかかりやすく、悪化しやすく、しかも治りにくい環境をつくるのです。

しかも、喫煙習慣があると、歯周病の発見が遅れることもわかっています。

というのは、歯周病の初期症状の特徴である、歯ぐきが腫れる、出血するといった症状があらわれにくくなるからです。

ただでさえ、悪化するまで気づかないといわれる歯周病。喫煙者が気づいたころは手遅れということも考えられます。

実際、喫煙者と非喫煙者の歯の平均残存本数を比較すると、喫煙者のほうが少なくなります。女性の場合は３本も少なくなります。

また、喫煙者は非喫煙者と比べると、歯肉の老化が10〜20年進んでいるといいます。

それだけ自分の歯を失う確率が高くなるということです。

最近では、歯周病だけでなく、喫煙習慣が虫歯に影響することもわかってきました。

ある調査によると、喫煙者は非喫煙者の約２倍虫歯になりやすいといいます。その調査によると、20代だと約３倍になります。

また海外の専門誌には、受動喫煙でも虫歯ができやすくなることも発表されています。

自宅でタバコを吸う人がいると、家族まで唾液の免疫効果が落ちて虫歯ができやすくなるといいます。

タバコに含まれるタールは、ステインの原因にもなります。

しかも、付着するとなかなか落としづらいという特徴があります。

さらに、タバコの難点をあげるとすると、喫煙することで口から入ってくる有毒物質を毒出しうがいでは洗い流せないということです。

タバコの有毒物質は口の中の粘膜からからだに浸透するため、毒出しうがいをする頃には、すでにからだ全体にまわっていることになります。

どの観点から見ても、口の中のこと、からだのことを考えると、おすすめできないタバコ。

喫煙習慣のある方は、そろそろ禁煙をはじめてみてはいかがでしょうか。

毒出しうがいをさらに効率的にするには

毒出しうがいが習慣になると、歯みがきをしなくても口の中がきれいになります。それだけでなく、口のまわりの筋肉が鍛えられて、唾液がよく出るようになるし、口呼吸から鼻呼吸に改善されます。

口の中を清潔に保つだけでなく、口腔機能がよくなると、虫歯や歯周病といった口の中の病気だけでなく、心臓病や糖尿病、腎臓病など、からだのあらゆる病気の予防にもつながります。

口臭も気にならなくなります。

高齢の方なら、元気で長生きできるからだをつくることもできます。

毒出しうがいは、すぐにはじめられる健康法です。極端な話、本を閉じれば今からでもはじめられます。


その前に、**毒出しうがい効果を完全にするアドバイス**がひとつあります。

それは、毒出しうがいをはじめる前に一度、歯科医院へ行くことです。

というのは、ここまで読んでいただいた方にはわかると思いますが、毒出しうがいは、あくまで予防法だからです。


口臭は気にならなくなりますが、どんなに熱心に毒出しうがいをしても、一度かかってしまっている虫歯や歯周病が治ることはありません。

ましてや、他の病気が治ることもありません。

歯みがきのようにプラークを取ることもできませんし、歯みがきでも取れない歯石が取れることもありません。


ですから、口の中の状態を一度、歯科医に診てもらう必要があるのです。

歯科医に診てもらえば、虫歯があれば治療して穴をふさいでもらえます。

歯石が付いていれば、専用の器具を使ってきれいに取り除いてもらえます。

歯周病なら、今どの段階なのか正確に診断してもらえます。


歯科医に診てもらって口の中がきれいになった、また、きれいなことが確認できたその日から毒出しうがいをはじめると、そのきれいなままの口の中を維持することができます。

そうすると、口の中のばい菌たちが、からだに悪さをすることもなくなります。


もちろん、歯科医に診てもらわなくても、毒出しうがいをはじめると、口の中をきれいに保つことはできます。

しかし、虫歯や歯周病をそのままにしておくと、ちょっと手を抜いたり、さぼったりすると、虫歯が再発したり、歯周病が進行したりする可能性があります。


保険の適用範囲なら、虫歯と歯周病の検査をして、歯石を除去して、約３５００円前後。

これで、この先、口の中の病気や、口の中のばい菌が原因となる病気のリスクを抑えられるなら、それほど高い医療費ではないと思います。

まずは歯科医院。それから、毒出しうがいを行えば万全です。

毒出しうがい＋夜デンタルフロスでばい菌と食べかすを完全排除

口の中を完璧にきれいにするために、おすすめなのが、デンタルフロス。

毒出しうがい＋デンタルフロスなら、口の中のばい菌や食べかすを、ほとんど取り除くことができます。

デンタルフロスとは、歯と歯の間のばい菌や食べかすを取り除く細い糸のことです。

歯を糸でこするので、プラークがあれば取り除くこともできます。

デンタルフロスは、糸巻きタイプとホルダータイプの2種類。糸巻きタイプは、糸を必要な長さに切り、糸の両端をそれぞれ手で持って使います。ホルダータイプはホルダーに糸がセットされていて、片手で口の中を掃除できます。糸巻きタイプでも、ホルダータイプでも、効果に違いはありませんが、デンタルフロスをはじめて使う人は、ホルダータイプが使いやすいと思います。経済的なのは、断然糸巻きタイプです。

デンタルフロスと同じように歯と歯の間のばい菌や食べかすを取り除く道具には、歯間ブラシという、細いブラシもあります。

歯周病などで歯ぐきが下がってきたり、歯と歯の隙間が大きくなっている人は、デンタルフロスより歯間ブラシが効果的です。

ただし、歯間ブラシは使い方やサイズを間違えると歯ぐきを傷めることもあるので、歯科医に使い方を教わってから使うようにしましょう。

それでは、デンタルフロスはどのタイミングで使うのがいいのか?

答えは、寝る前。

夜の歯みがきが習慣になっている人は、そのタイミングでデンタルフロスも行いましょう。できるなら毎食後が理想ですが、1日1回でも十分効果があります。

口の中のばい菌の活動がもっとも活発になるのは、夜。

寝ているときは、唾液の分泌量が少なくなるため、ばい菌が増殖しやすくなります。

深夜残業で遅くなったからとか、飲み会で帰りが遅くなったからといった理由で、ベッドへ直行するのは、口の中をきれいに保ちたいならNG行為。

口の中にエサがあれば、ばい菌は、昼間の時間帯より活発にプラークをつくりはじめます。朝起きたときは、さっそく初期段階のプラークができていることになります。

寝ているときのプラークづくりを防ぐのが、夕食後の毒出しうがいと、寝る前のデンタルフロスです。

デンタルフロスは、毒出しうがいで取り損なったばい菌や食べかすを、きれいに取り除いてくれます。つまり、毒出しうがい＋デンタルフロスなら、目覚めたときに、口の中にプラークはないということです。


「朝きちんと磨けばいいと思っていた」

「昼に磨けばいいと聞いた」

「寝るだけで、誰にも会わないから軽く磨けばいいと思っていた」

わたしの患者さんのなかにも、間違った認識の人がたくさんいます。

正しい口内ケアのタイミングは、寝る前。

毒出しうがいも、デンタルフロスも、それから歯みがきも、夜だけは欠かさないようにしましょう。

デンタルフロスで虫歯や歯周病を早期発見

デンタルフロスのメリットは、他にもあります。
それは、虫歯や歯周病を早期発見できることです。

虫歯なら痛くなったら、歯周病なら歯がぐらぐらしてきたら、というのが歯科医院へ行くきっかけだと思いますが、正直なところ、それでは遅い。

虫歯なら大きな穴が開いている可能性があります。
歯周病ならすでに第3段階に入っている可能性があります。
どんな病気もそうですが、大切なのは早期発見。虫歯や歯周病も、早めに処置することで、その後の口腔環境が大きく違ってきます。

毒出しうがい＋デンタルフロスが習慣になると、虫歯や歯周病を早めに見つけること

ができます。

というのは、自分の口の中を見る習慣が身に付くからです。

デンタルフロスだと、鏡を見ながら、1本1本、歯と歯の間のばい菌や食べかすを取り除いていきます。使いはじめの頃は時間がかかって面倒ですが、それだけ鏡で自分の歯や歯のまわりをじっくり見る時間が増えます。

毎日見ていると、歯ぐきの腫れや出血に気づくこともあれば、過去に虫歯治療をしたことがある人は、詰めものやかぶせものの状態の変化に気づくこともあります。異変に気づけば、すぐに歯科医に相談することもできます。

見るだけでなく、デンタルフロスを使っているときに気づくこともあります。

○歯と歯の間がざらざらする
○糸がよく引っかかる感じがする

○毎回、同じところで引っかかる
○痛みを感じるときがある
○なかなか歯と歯の間に糸が入らない
○糸が切れる
などといったことがあれば、虫歯や歯周病の可能性があります。


口の中に違和感に気づいたら、まずは歯科医に相談です。

虫歯や歯周病も早期発見が肝心。

早めに治療して、それ以上、進行しないように毒出しうがいをはじめましょう。それが、結果的に、からだ全体のさまざまな病気を予防することにもなります。

やればやるだけ効果がある毒出しうがい

毒出しうがいは、毎食後が基本です。

しかし、ここまで紹介してきたように、水さえあればいつでもどこでもできるのが毒出しうがいです。

食後だけでなく、仕事がひと区切りしたときでも、ちょっとした休憩時間でも、考えごとをしているときでも、散歩で外を歩いているときでも、水を口に含めばすぐにクチュクチュと毒出しうがいをはじめられます。

毒出しうがいは、1日に何回行ってもかまいません。

やればやるだけ、何度も口の中を洗い流すことになるので、口の中のばい菌や食べかすを限りなく取り除くことができます。

たとえ食後にうまく取れなかったとしても、何度もうがいをするときれいに取れてしまいます。

そして、寝る前にデンタルフロス。

これで、口の中にプラークになる材料はほとんどありません。

朝起きて、寝ているときに繁殖したばい菌を毒出しうがいで洗い流せば、1日中、口の中をきれいに保つことができます。

毒出しうがいを頻繁に行うと口は疲れてしまいますが、やればやるだけきれいになるし、口のまわりの筋肉が鍛えられて噛む力も強くなります。

おわりに

口の中を見る習慣を身に付けて

「こんなにきれいな歯だったら、もっとたくさん笑えたわ。先生には若い人たちに歯を大切にすることを伝えていってほしいの」

わたしが、大学病院で働いていたときのことです。

頭頸部領域のがんや外傷、先天性奇形といった病気と闘っている方が多く通う、世界でも珍しい専門外来でした。

口腔がんを患って顎を取ってしまった80代のおばあちゃんの入れ歯に使う人工歯を白い歯に入れ替えてあげたときに、病室のベッドの上で涙を流しながら、わたしに話しかけてくれた言葉です。そのときのことは、わたしの中で今でも鮮明に残っています。

「歯の白さは生きるエネルギーにつながるのだ」。死と隣り合わせで生きる患者さんが教えてくれたことが、現在の私の礎になっています。

口腔がんを患った方々は、誰もが後悔していました。なぜなら、口腔がんは鏡を使えば、自分で発見できるからです。口腔は、自分でがんの発症を確認できる唯一の臓器なのです。

ある患者さんは、歯ぐきがカリフラワーのように腫れていることに気づかず、病院を受診したときは手遅れで、3カ月後に亡くなりました。職場の人に歯ぐきの腫れを指摘されるまで、普通に生活していたといいます。

どうすれば、口の中を見る習慣が身に付くのだろうか?

これが、毒出しうがいのはじまりです。

最初にわたしがしたことは、審美歯科への転身でした。いわゆる、ホワイトニングを中心とした、口元に対する美意識が高い患者さんが集まるサロンのようなクリニックで働いてみようと思ったのです。患者心理を知りたかったこと、そして、ホワイトニングのような文化を広めることで、より多くの方が自分の歯を白くすることに関心をもつようになれば、自分の口の中を見るようになるのではないかと考えたからです。間違ってはいませんでしたが、お金をかけて歯を白くする人たちはやはりまだまだ限られた人たちでした。

もっと多くの人に自分の歯を見ててほしい。

やがて一般の歯科医院ではたらくようになってからも、わたしはそのことばかり考えていました。そういう視点でクリニックを訪れる患者さんを見ていたときに、気づいたのが「うがい」です。

治療をした後や歯をみがいた後に患者さんに口をゆすいでもらいますが、ある人は水を含んだらすぐに吐き出し、ある人は軽くゆすいだら含んだ水を捨てる、ある人はごろごろうがいをしたら捨てると、それぞれにうがいの仕方が異なることがわかったのです。

そして、うがいの仕方で歯科医や歯科衛生士が患者さんの歯をみがくときに使う研磨剤の取れ方が違ったのです。多くの人が、研磨剤が口の中に残ったままでした。

わたしの家族や友人のうがいも観察してみましたが、やはり研磨剤が残るようなうがいをしていました。

これだと、ばい菌も食べかすも口の中に残ってしまう。

プラークがつくられると、歯の病気だけでなく、全身の健康を損なうことになる。

歯みがき指導も大切だけど、うがいの仕方も指導しなきゃ。

うがいで口の中がきれいになることがわかれば、口の中を見る習慣も身に付く。

そこで、わたしは、歯科医院で使う緑色や青色の歯みがき粉を自分の歯や歯のまわりに塗って、どうすればきれいに洗い流せるか試してみました。どれくらい強くうがいしたほうがいいのか、どこに向かって水をぶつけるのがいいのか、何回くらいぶつけると洗い流せるのか。写真で撮って確認したり、患者さんに試してもらったりもしました。

そうして生まれたのが、「毒出しうがい」です。

毒出しうがいが習慣になることで、少しでも多くの人が口の中に関心をもち、毎日鏡で口の中を見る習慣が身に付くことを心から願っています。

照山裕子

歯科医が考案
毒出しうがい

発行日　2017 年 5 月 3 日　第 1 刷
発行日　2017 年 9 月 22 日　第 8 刷

著者　照山裕子

本書プロジェクトチーム
編集統括　柿内尚文
編集担当　小林英史、辺土名悟
デザイン　鈴木大輔、江崎輝海（ソウルデザイン）
編集協力　洗川俊一
協力　柳内啓司 (株式会社ヒーロー)
カメラ　上原タカシ
ヘアメイク　中田静香
モデル　楠永朱理
イラスト　かねこゆき
DTP　アイダックデザイン
校正　柳元順子
営業統括　丸山敏生
営業担当　伊藤玲奈
営業　増尾友裕、熊切絵理、石井耕平、戸田友里恵、甲斐萌里、大原桂子、綱脇愛、川西花苗、寺内未来子、櫻井恵子、吉村寿美子、田邊曜子、矢橋寛子、大村かおり、高垣真美、高垣知子、柏原由美、菊山清佳
プロモーション　山田美恵、浦野稚加

編集　舘瑞恵、栗田亘、奈良岡崇子、村上芳子、加藤紳一郎、中村悟志、及川和彦
編集総務　千田真由、髙山紗耶子、高橋美幸
講演・マネジメント事業　斎藤和佳、高間裕子
メディア開発　池田剛
マネジメント　坂下毅
発行人　高橋克佳

発行所　株式会社アスコム

〒 105-0003
東京都港区西新橋 2-23-1　3東洋海事ビル
編集部　TEL：03-5425-6627
営業部　TEL：03-5425-6626　FAX：03-5425-6770

印刷・製本　中央精版印刷株式会社

Printed In Japan ISBN 978-4-7762-0945-4

歯科医が考案

毒出しうがい

の電子版がスマホ、タブレット
などで読めます！

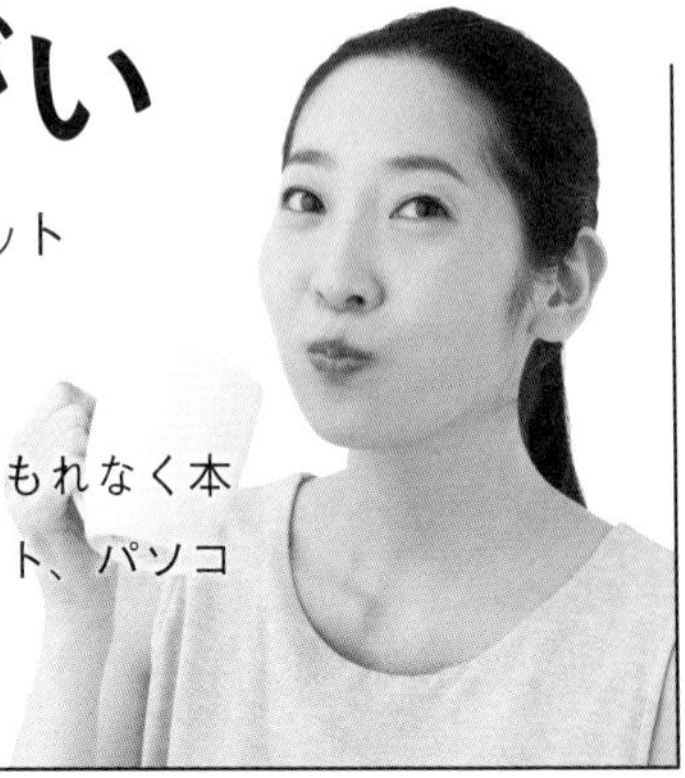

本書をご購入いただいた方は、もれなく本書の電子版がスマホ、タブレット、パソコンで読むことができます。

アクセス方法はこちら！

▼

下記のQRコード、もしくは下記のアドレスからアクセスし、会員登録の上、案内されたパスワードを所定の欄に入力してください。
アクセスしたサイトでパスワードが認証されますと、電子版を読むことができます。

https://ascom-inc.com/b/09454

※通信環境や機種によってアクセスに時間がかかる、もしくはアクセスできない場合がございます。
※接続の際の通信費は、お客様のご負担となります。